新编药物学理论与实践

主编 刘玉涛

吉林科学技术出版社

图书在版编目（CIP）数据

新编药物学理论与实践 / 刘玉涛主编. -- 长春 ：
吉林科学技术出版社，2021.8
ISBN 978-7-5578-8233-4

Ⅰ．①新… Ⅱ．①刘… Ⅲ．①药物学 Ⅳ．①R9

中国版本图书馆CIP数据核字(2021)第116869号

新编药物学理论与实践

主　　编　　刘玉涛
出版人　　宛　霞
责任编辑　　许晶刚
助理编辑　　陈绘新
封面设计　　德扬图书
制　　版　　济南新广达图文快印有限公司
幅面尺寸　　185mm×260mm
字　　数　　148 千字
印　　张　　6.125
印　　数　　1-1500 册
版　　次　　2021年8月第1版
印　　次　　2022年5月第2次印刷

出　　版　　吉林科学技术出版社
发　　行　　吉林科学技术出版社
地　　址　　长春市净月区福祉大路5788号
邮　　编　　130118
发行部电话/传真　　0431-81629529 81629530 81629531
　　　　　　　　　　81629532 81629533 81629534
储运部电话　　0431-86059116
编辑部电话　　0431-81629518
印　　刷　　保定市铭泰达印刷有限公司

书　　号　　ISBN 978-7-5578-8233-4
定　　价　　50.00元

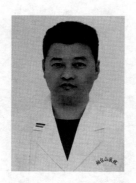

　　刘玉涛,出生于 1971 年 1 月,山东省栖霞市人。1990 年毕业于山东省莱阳卫生学校药剂专业,本科学历。本人自毕业至今一直从事医院药学工作,时刻关注国家医药政策、掌握药学最新理论知识。现为烟台市烟台山医院药物临床实验机构办公室主任;中国研究型医院药物评价专业委员会第一届专业委员会委员;山东省医院协会药事管理专业委员会第三届专业委员会委员;烟台市第六届药学会药事管理专业委员会主任委员;烟台市妇幼保健协会妇幼药物应用专业委员会第一届主任委员。

前　言

　　随着医药科技的迅猛发展，新药品不断涌现。药品数量急剧增加，用药的复杂性也越来越高，用药引起的社会问题也越来越多。近年来，药害事件和药源性疾病接连发生，对药师而言，要求不再满足于仅仅为患者提供安全有效的药物，而且要求提供安全有效的药物治疗。现代药学已经发展成以患者为中心，强调以改善患者生命质量的药学服务阶段。药学服务要求药师不仅要提供合格的药物，更重要的是关注疾病的合理治疗，要对疾病治疗过程进行决策，包括药品的选择、计量的确定、给药方法的优化和治疗效果的评估等。这就要求药学工作者除了具备很好的药学药理知识外，还必须具备一定的医学知识、临床医学知识和药学交叉学科知识。为了进一步提高药学工作者的水平，本书作者在多年经验基础上，参考诸多资料，认真编写了此书，望谨以此书为广大药学工作者提供微薄帮助。

　　本书共三章，介绍了药物学基础及临床常用药物，内容包括药物的相互作用、合理用药、临床药物治疗学。

　　本书在编写过程中，借鉴了诸多药学相关书籍与资料文献，在此表示衷心的感谢。由于本书作者身负一线工作，加上编写时间仓促，难免有错误及不足之处，恳请广大读者批评指正，以便更好地总结经验，以起到共同进步、提高药学工作水平的目的。

刘玉涛

2021 年 8 月

目　　录

第一章 药物的相互作用

随着医药科技的飞速发展及人类疾病谱的改变,研发上市的新药越来越多,临床用药的品种和数量大大增加,药物联用现象越来越普遍。药物联用后不可避免地会发生药物间相互作用。体外发生的药物相互作用常表现为配伍禁忌;体内发生的药物相互作用常表现为药动学和药效学相互作用。合理的药物联用可以产生有益的相互作用,增强药物疗效,降低药物不良反应;不合理的药物联用,则很容易引起不良药物相互作用,引发新的药物不良反应,严重者甚至危及患者生命。临床药师应加强药物相互作用研究,在药学服务过程中应善于利用有益的药物相互作用,规避不良的药物相互作用。

第一节 概述

一、基本概念

当前药物种类日益增多,在临床药物治疗中,患者同时合用多种药物的现象很普遍。药物相互作用带来的问题越来越引起人们的关注。药物相互作用(drug-drug interactions,DDI)是指两种或两种以上药物同时或者序贯配伍使用时,药物之间产生相互影响,使药物的理化性质、体内过程或药理作用发生改变,导致药物疗效和毒副反应发生变化的现象。广义的药物相互作用除包括药物与药物之间的相互作用外,还包括药物与食物、烟酒、添加剂、内源性物质(如激素、维生素、糖类、酶类、活性多肽以及蛋白质)之间的相互作用。

临床上联合用药的现象非常普遍,因此不可避免地会出现药物相互作用。了解常用药物的配伍情况、相互作用的产生机制及影响因素具备极其重要的临床意义:有利于制订给药方案时充分利用有益的药物相互作用,避免不良的药物相互作用,确保用药的安全性和有效性,提高药物治疗水平,实现合理用药。

二、药物相互作用的分类

根据发生机制和形式不同,药物相互作用可分为体外药物相互作用和体内药物相互作用:

1. 体外药物相互作用 体外药物相互作用(in vitro drug interactions),又称配伍禁忌,是指药物进入体内之前,配伍应用的药物之间发生直接的可见或不可见的理化反应,导致药物的理化性质和作用发生改变。配伍禁忌通常发生在患者用药之前,使药物的理化性质发生改变,属于药剂学范畴。根据反应机制不同,配伍禁忌可分为物理配伍禁忌和化学配伍禁忌。

2. 体内药物相互作用 两种或者两种以上药物同时或者序贯进入体内,药物之间产生相互作用,使药物的体内过程和(或)作用机制发生改变,即产生了药动学相互作用(pharmacokinetic interactions)和药效学相互作用(pharmacodynamic interactions)。由于二者均发生于体内,所以统称为体内药物相互作用(in vivo drug interactions)。

药动学相互作用主要通过影响与药物体内吸收、分布、代谢、排泄相关的酶、转运体以及改变药物的药动学属性（如生物利用度等）而影响药物的疗效和安全性。根据发生环节不同，可分为吸收、分布、代谢、排泄环节的药动学相互作用。

药效学相互作用主要通过调节药物效应相关的受体、离子通道等因素，改变体内动态药效物质的构成，从而影响药物的疗效与安全性。根据作用结果的不同，药效学相互作用又分为相加作用、协同作用和拮抗作用。

根据药物联用后产生结果的不同，药物相互作用可分为有益的（beneficial）、不良的（adverse）和无关紧要的（inconsequential）三种。其中，大多数药物相互作用是无关紧要的。

三、药物相互作用对药物治疗的影响

临床药物治疗过程中，药物联用非常普遍。合理的药物联用可产生有益的药物相互作用，表现为疗效增强、药物不良反应减少、机体耐受性提高及病原体耐药性降低，有利于提高药物治疗的效果。例如，雌激素与孕激素的复方制剂可发挥协同作用达到高效的避孕效果。利尿药与β受体阻滞剂合用发挥降血压作用的同时，还可降低水钠潴留等不良反应的发生。

不合理的药物联用容易产生不良相互作用，通常表现为疗效降低或者药物不良反应增加，不仅不利于药物治疗作用发挥，有时甚至会危及生命。例如，单胺氧化酶抑制剂（monoamine oxidase inhibitor，MAOI）与拟肾上腺素药、三环类抗抑郁药合用，会引起去甲肾上腺素大量堆积，引发高血压危象。不良药物相互作用已成为影响临床合理用药的重要因素，不仅影响药物治疗效果，有时甚至产生严重的药害事件，导致药物撤市。

四、影响药物相互作用的因素

药物相互作用的发生，影响因素众多，主要与药物特性（理化性质、药动学、药效学特性）、患者个体差异（生理、病理、种族、遗传）及给药方式方法（给药种类、次序、数目、剂量、时间、途径、疗程、方法）等有关。其中，主要影响因素如下：

1. 给药次序　在注射液配伍过程中，有些药物混合时会产生沉淀，可通过改变混合顺序来克服。有些药物配伍时先稀释再混合，则不会产生沉淀。

2. 给药剂量　在药物相互作用发生过程中呈现一定的剂量关系，尤其是药动学方面的相互作用更为明显。例如，酮康唑作为 CYP 3A 抑制剂，选择 400 mg/d 的剂量比使用较低剂量，酶抑制作用更明显。

3. 给药途径　对代谢相关的相互作用影响显著。例如，一些 CYP 450 底物药物口服给药时，如果联用药物是肠道 CYP 450 的抑制剂或诱导剂，则可通过酶抑制或诱导作用，影响底物药物的生物利用度和疗效，而静脉给药往往可以避免。

4. 给药疗程　药物相互作用的发生时间长短不一，有些相互作用可立即发生，有些过数天或数周才显现。例如，锂制剂与卡马西平联用，产生的神经毒性数天后才会出现。

5. 个体差异　人体的生理因素（遗传、性别、年龄、种族等）、病理因素对药物的药效学以及药动学均可产生影响。同样的联合用药方案在一些患者身上产生有益的相互作用，有些却产生无关紧要甚至有害的相互作用，这主要是患者的个体差异所致。

第二节　配伍禁忌

一、配伍禁忌的含义

配伍禁忌（incompatibility）是指两种以上药物混合使用或药物制成制剂时,发生体外的相互作用,出现使药物理化性质改变的反应,可分为物理配伍禁忌和化学配伍禁忌。有些药物配伍使治疗作用减弱,导致治疗失败;有些药物配伍使副反应或毒性增强,引起严重不良反应;还有些药物配伍使治疗作用过度增强,超出机体耐受能力,引起中毒,危害患者。

二、常见配伍禁忌

（一）物理配伍禁忌

物理配伍禁忌（physical incompatibility）是某些药物配合在一起会发生物理性质的变化,改变了药物的溶解度、外观形状等物理性状,使药物的应用面临困难。物理配伍禁忌常见的外观变化有混浊、沉淀、分层、结晶、析出、潮解、液化、气泡以及变色等。例如,樟脑乙醇溶液和水混合,由于溶剂系统的改变使樟脑析出;碳酸钠与乙酸铅共同研磨发生潮解等。水溶剂与油溶剂（如黄体酮注射液）混合时,由于比重不同,且不互溶而易出现分层。因此,药物配伍使用时,应注意了解每种药物的物理性质,避免出现物理配伍禁忌。

（二）化学配伍禁忌

化学配伍禁忌（chemical incompatibility）是指某些药物配合在一起发生了化学反应,不但改变了药物的性状,而且有新物质生成,导致药物减效、失效或者毒性增强。化学配伍禁忌常见的外观变化包括：变色、产气、沉淀、水解、聚合、燃烧或者爆炸等。例如,碱类药物可使芦荟产生绿色或红色荧光,可使黄色变成深红色;碘及其制剂与鞣酸配合会发生脱色;碳酸氢钠与稀盐酸配伍,发生中和反应产生二氧化碳气体;氯化钙与碳酸氢钠溶液配伍,形成难溶性碳酸钙沉淀;生物碱类药物与鞣酸类、重金属、溴化物、碱性药物等易发生化学反应产生沉淀;高锰酸钾与甘油、甘油与硝酸混合或一起研磨时,易发生不同程度的燃烧或爆炸。在临床实践中,有许多化学配伍禁忌并无明显的外观变化,难以识别,应提高警惕。

三、注射剂的配伍禁忌

注射给药是临床上广泛采用的一种给药方式,尤其是静脉输液应用更广。临床药物治疗过程中,有时需要多种注射剂配伍使用,因此非常容易引起注射剂与溶媒、注射剂与添加药物、注射剂与注射剂之间的相互作用,产生配伍变化。如果药物是直接输注到血管内,则更容易产生重大危害,因此需要多加关注。引起注射剂产生配伍变化的原因如下：

1. 溶媒的改变　为了增加药物的溶解度或者稳定性,注射剂经常加入非水溶媒,如在注射用水中加入一定比例的有机溶剂（乙醇、丙二醇、聚乙二醇和甘油等）。当这些非水溶媒注射剂加入到输液（水溶液）中时,由于溶媒组成的改变,导致药物析出。例如,氢化可的松注射液含50%乙醇,被水溶液稀释时容易析出药物沉淀或结晶。注射剂中有机溶媒的存在能影响其他配伍药物的稳定性,如青霉素钠与氢化可的松注射液配伍,由于后者溶液中含有大量的乙醇,致使青霉素水解加速。有些药物本身溶解度很小或者难溶于水（如尼莫地平注射液）,

在制备注射剂时需要加入一定量的增溶剂或助溶剂(如聚乙二醇),此类注射剂加入到输液中时,由于增溶剂或助溶剂被稀释而使药物析出。

2. pH值的改变　pH值是影响药物稳定性的重要因素。当pH值改变时,有些药物因溶解度的改变而析出结晶;有些药物因稳定性的改变而加速分解,导致失效。例如,5%硫喷妥钠注射液10 mL加入到5%葡萄糖注射液500 mL中时产生沉淀,原因是5%葡萄糖注射液的pH值为3.5,硫喷妥钠注射液在低pH值环境下容易游离出硫喷妥而析出结晶。青霉素的水溶液在pH值为6.0~6.5时较稳定,pH值大于8.0或者小于5.0时迅速水解。青霉素钠在10%的葡萄糖注射液中放置2 h,效价降低50%。

3. 电解质的盐析作用　亲水胶体或者蛋白质类药物可液体中被脱水或因电解质的影响而凝集析出。两性霉素B、胰岛素、白蛋白等与强电解质注射液配伍时由于盐析作用而析出沉淀。注射用脂肪乳剂属于热力学不稳定体系,加入电解质可破坏乳化膜,容易发生分层、絮凝、转相、合并、破乳等现象。甘露醇注射液为过饱和溶液,应单独使用,如与其他药物配伍或加入电解质容易盐析而产生结晶。

4. 组分间化学反应　许多药物可以与配伍的药物直接发生化学反应,产生新化合物,出现变色、沉淀、产气等可见或不可见的现象。

(1)络合反应:头孢菌素、四环素等与含有钙离子以及镁离子的输液配伍时,易发生络合反应产生沉淀或者变色。

(2)水解反应:酯类药物(盐酸普鲁卡因、硫酸阿托品、华法林钠等)、酰胺类药物(青霉素类、头孢菌素类、巴比妥类)与酸性或碱性药物溶液配伍时容易发生水解反应。

(3)酸碱中和反应:维生素C与肌苷、盐酸氯丙嗪与氨茶碱、腺苷三磷酸二钠与维生素B_6等配伍使用时容易发生酸碱中和反应。

(4)氧化还原反应:多酚类、烯醇类、芳胺类、吡唑酮类、噻嗪类等还原性药物与氧化性药物配伍时容易发生氧化还原反应,导致溶液变色。

(5)离子沉淀反应:含钙离子、镁离子、氯离子等的药物溶液与磷酸盐、碳酸盐、生物碱类药物配伍可生成难溶性盐沉淀。

(6)聚合反应:有些药物如青霉素、氨苄西林等在溶液中容易发生聚合反应,形成聚合物,引起变态反应。

(7)结合反应:青霉素能与蛋白质类药物发生结合反应,增加变态反应的发生率。

5. 离子化作用　有些离子能加速药物的分解,如乳酸根离子可加速氨苄西林的分解,混合4 h后效价损失20%。

6. 其他因素　有些注射液在配伍时发生异常现象,并不是由于成分本身而是由于原辅料含有的杂质引起的,因此控制药物制剂的内在质量尤为重要。另外,输液配伍过程中药物的配合量、反应时间、混合顺序均影响配伍变化,这需要药师在临床实践中不断总结经验,提高输液配伍的安全性和有效性。

四、中西药配伍禁忌

在各种药物配伍禁忌中值得关注的是中西药配伍禁忌。临床上中西药联用治疗疾病的情况非常多。中西药配伍合理可取长补短,产生协同、增效作用;配伍不合理,则可降低疗效或产生毒副反应。

中药注射剂多为成分复杂的混合物,内含黄酮、多酚、酚酸、皂苷、生物碱、多糖等有效成分及未除尽的蛋白质、鞣质等物质,与其他药物(如西药)配伍使用容易发生成分间的理化反应,引起药液微粒数增加、pH 值改变、色泽加深、产生沉淀等变化,导致不良药物相互作用发生。例如,双黄连注射剂(或注射用双黄连)与西药注射剂(如醋酸地塞米松、硫酸阿米卡星、诺氟沙星、氧氟沙星、环丙沙星、妥布霉素、氨苄西林钠、青霉素、头孢拉定、维生素 C 等)混合后容易产生 pH 改变、混浊、沉淀、变色以及不溶性微粒增加等变化,导致多起严重不良反应事件产生。

总之,中药注射剂成分复杂,且许多成分还不明确,与其他药物配伍可能发生难以预测的反应,合并用药越多,发生不良反应的概率越高。因此,中药注射液不宜与其他药物(如西药)混合输注,而应单独使用,且缓慢静脉滴注,并注意观察有无过敏等不良反应发生。

第三节 药动学相互作用

药动学相互作用(pharmacokinetic interactions)是指一种药物能使另一种药物在体内的吸收、分布、代谢和排泄过程发生变化,从而影响另一种药物的血药浓度,进而改变药物的作用强度、作用持续时间及毒副反应。药动学相互作用改变的只是药物的药理效应强弱、持续时间长短及毒副反应的发生率,而药理效应类型并未发生改变。机体对药物的处置包括吸收、分布、代谢和排泄四个环节。在这四个环节上均有可能发生药物相互作用,分别称为吸收、分布、代谢和排泄环节的药物相互作用。

根据发生机制的不同,药动学相互作用可表现为药物胃肠吸收的改变、竞争血浆蛋白结合、代谢酶抑制或诱导、肾脏或胆汁竞争性排泄及转运体的抑制和诱导等。

一、吸收环节的药物相互作用

药物通过不同的给药途径被吸收进入血循环,因此药物在给药部位的相互作用将影响其吸收速度和吸收程度。口服给药制剂经消化道吸收过程中,药物首先从制剂中崩解、溶出或释放,溶解于消化液后经胃肠黏膜吸收进入血液循环。影响药物吸收的因素众多,既取决于药物本身的理化性质,如溶解性、脂溶性、解离度、稳定性等,又取决于胃肠道的生理性质和生化性质,如胃肠道的 pH 值、胃排空和胃肠蠕动速度、小肠上皮细胞表达的药物代谢酶及药物转运体的数量、胃肠道内的消化酶和肠内细菌等。药物联合使用时,能够引起胃肠液成分和性质、胃肠运动、肠道首过代谢的变化,进而影响药物的吸收,发生吸收环节的药物相互作用。

(一)影响胃肠道 pH 值

大多数药物呈弱酸性或者弱碱性,因此药物在胃肠道 pH 值梯度环境中呈现不同的解离状态。非解离型药物的脂溶性较高,容易通过被动扩散进行跨膜转运,而解离型药物的亲水性较强,被动扩散能力差。联合用药时,若使用能够改变胃肠道 pH 值的药物(酸性药物、碱性药物、抗酸药、抑制胃酸分泌药等),其吸收速度和吸收程度将受到影响。

阿司匹林与抗酸药、抗胆碱药、H_2 受体阻断药或者质子泵抑制药等合用,后者使胃内 pH 升高,导致阿司匹林在胃内的吸收减少。伊曲康唑、喹诺酮类药物口服应用后需要在酸性环境下溶解,因而不宜与抗酸药、抑酸药等合用。如果需要合用,至少要相隔 2 h 以上。

抗酸中成药陈香露白露片或乌贝散,可提高胃肠道 pH 值,与弱酸性药物(如阿司匹林)

同服,由于弱酸性药物在碱性环境中解离型增多,则吸收减少。但若与弱碱性药物同服,则有利于其吸收。含生物碱成分中药(如乌头、槟榔、黄连、黄柏、延胡索等)与碱性药物(如碳酸氢钠)合用,会影响生物碱类药物的解离度,妨碍吸收,使疗效降低。含有机酸的中药(如乌梅、山茱萸、陈皮、木瓜、北五味子、青皮、山楂、女贞子等)与碱性药物(如碳酸氢钠、复方氢氧化铝片、氨茶碱、四环素、红霉素、吲哚美辛等)合用,易发生酸碱中和反应,改变了药物的解离度,减少了药物吸收,使疗效大大降低。

(二)络合作用的影响

四环素类、喹诺酮类药物在胃肠道内能与金属离子(Ca^{2+}、Fe^{2+}、Mg^{2+}、Al^{3+}、Bi^{3+}、Fe^{3+})形成难吸收的络合物。因此,一些食物(如牛奶)或者药物(如抗酸药,含 Mg^{2+}、Al^{3+} 和 Ca^{2+} 的制品,铁制剂)能显著减少四环素的吸收。抗酸药能提高胃肠道内容物的 pH,也会引起四环素吸收降低。抗酸药亦能显著减少氟喹诺酮类药物的吸收,可能是由于金属离子与该药形成络合物所致。服用抗酸药和氟喹诺酮类药物之间的间隔时间应尽可能长,至少间隔 2 h。

含 Al^{3+}、Ca^{2+} 的药物与磷酸盐(如磷酸二氢钠、磷酸氢二钠)配伍可发生沉淀反应,妨碍磷酸盐的吸收。口服磷酸盐的患者合用上述药物时,应注意间隔时间。

含 Ca^{2+}、Mg^{2+}、Al^{3+}、Fe^{2+} 和 Sn^{4+} 等金属离子的中药材(如石决明、石膏、龙骨、阳起石等)、中成药(牛黄上青丸、牛黄解毒丸、清胃黄连丸、明目上清丸等)与四环素类、喹诺酮类药物配伍时,亦能形成金属络合物,降低药物的胃肠道吸收。

(三)吸附作用的影响

止泻药活性炭、高岭土(白陶土)、蒙脱石及抗酸药氢氧化铝、铝碳酸镁以及三硅酸镁等可吸附多种药物(如维生素、抗生素、生物碱、乳酶生、对乙酰氨基酚、卡马西平、地高辛等),可明显减少三硅酸镁在胃肠道的吸收,影响其疗效。为避免此类不良药物相互作用的发生,应避免配伍应用;如确需合用,则应注意间隔给药。

(四)影响胃肠道运动功能

凡是影响胃排空或肠蠕动的药物均可能影响合用药物到达小肠吸收部位和药物在小肠的滞留时间,进而影响其口服吸收。甲氧氯普胺、莫沙必利或泻药通过增加胃肠道运动而加速其他药物通过胃肠道,由此引起药物起效加快,但吸收量减少,特别是对那些需要与吸收表面长期接触的药物,以及仅在胃肠道特殊部位吸收的药物影响则更大。增加胃肠运动也可减少缓控释制剂和肠溶制剂的吸收。甲氧氯普胺、多潘立酮与地高辛合用,均可减少地高辛的吸收。

抗胆碱药阿托品、止泻药地芬诺酯能减弱胃肠道运动,可使配伍药物较长时间停留在胃肠区域而增加吸收。如地芬诺酯与呋喃妥因合用,使后者的吸收增加 1 倍。氢氧化铝有延迟胃排空效应,可影响主要在小肠吸收药物的吸收速率,从而延缓药物的起效速度。

黄芩、木香、砂仁、陈皮、颠茄、洋金花、天仙子以及曼陀罗等对肠道运动有明显的抑制作用,可延长维生素 B_1、强心苷类、抗生素等在小肠的停留时间,使药物吸收增加,增强疗效的同时,有可能引起中毒。相反,中药大黄、番泻叶等泻药与地高辛等药物合用,由于胃肠蠕动加快,使地高辛等不能充分溶解或经肠道排出加快,从而减少吸收,降低血药浓度。

(五)影响胃肠道的吸收功能

非甾体抗炎药(如对氨基水杨酸、阿司匹林、吲哚美辛)、抗癌药(如环磷酰胺、长春碱)等容易损害胃肠黏膜,减弱其吸收功能,使地高辛、利福平等药物的吸收减少,血药浓度降低。例如,对氨基水杨酸与利福平合用,利福平血药浓度降低一半。临床上如确需联用,两药应至少间隔8～12 h服用。

（六）影响肠道首过代谢作用

肠道菌群产生的酶与肠道内的药物代谢酶均可使药物发生肠道首过代谢(intestinal first-pass metabolism),若药物能影响上述酶的数量或活性,则可影响合用的其他药物的生物利用度。地高辛在肠道内经肠道菌群代谢成无活性的双氢地高辛,合用克拉霉素可抑制肠道菌群,使地高辛转化减少,血药浓度升高,容易引起中毒。甲氨蝶呤通常经肠内菌群代谢后降低毒性,合用广谱抗生素后,正常菌群受到抑制,致使毒性增强。

（七）影响转运介导的药物吸收

药物转运体(drug transporter)是影响药物在体内处置的重要因素,肠道上皮细胞膜上广泛表达的转运体对药物的吸收有重要影响。按照对药物吸收影响的不同,可把肠道转运体分为两类:

1. 介导药物摄取（吸收）的转运体　主要包括 H^+-寡肽共转运体(PEPT1)、葡萄糖转运体(GLUT)、有机阴离子转运多肽(OATP)等。如果这些转运体的底物药物与其抑制剂同时使用,可减少底物药物的胃肠道吸收。例如,非索非那定与氟伐他汀联合给药后,氟伐他汀抑制了 OATP 介导的非索非那定的肠吸收,导致非索非那定曲线下面积与峰浓度均相应减小。

2. 介导药物外排的转运体　主要包括 P-糖蛋白(P-gp)、多药耐药相关蛋白(MRP)、乳腺癌耐药蛋白(BCRP)等 ATP 结合盒型(ATP-binding cassette, ABC)转运体。此类转运体的外排作用可使其底物药物的跨膜转运减少。如果这些转运体的底物药物与其抑制剂同时使用,可使底物药物的外排减少,吸收增加,口服生物利用度提高,但也可能产生毒副反应。

地高辛合用阿奇霉素后,地高辛吸收大幅度增加,血药浓度升高,这与阿奇霉素抑制了P-糖蛋白介导的地高辛的外排作用有关。奎尼丁、维拉帕米、硝苯地平、胺碘酮、克拉霉素、罗红霉素、伊曲康唑、决奈达隆、利拉利汀、托伐普坦、沙奎那韦以及利托那韦等药物均可抑制P-糖蛋白介导的地高辛外排,容易引起地高辛中毒。

经不同剂量塞来昔布干预后,多药耐药相关蛋白的表达量随塞来昔布浓度的增加而呈现明显减少趋势,因此,塞来昔布和化疗药联用后可起到协同作用,为潜在的化疗增敏剂。吲哚美辛与柳氮磺胺吡啶竞争小肠的 MRP 2,使得柳氮磺胺吡啶的小肠透过率增加,减少其在结肠的浓度,从而使其治疗作用减弱。

银杏和五味子可以抑制 P-糖蛋白介导的他林洛尔肠道外排,致使他林洛尔吸收增加。贯叶金丝桃具备 P-糖蛋白诱导作用,能使 P-糖蛋白底物非索非那定外排增加,口服生物利用度降低。心脏移植手术后使用贯叶金丝桃可降低环孢素 A 的血药浓度,引起器官排斥反应。贯叶金丝桃与口服避孕药合用时还可出现意外怀孕,导致避孕失败。这均与贯叶金丝桃抑制了P-糖蛋白介导的药物肠道外排有关。

（八）食物的影响

食物可延迟或减少许多药物的吸收。食物通常减慢胃排空,通过减慢药物进入吸收部位的速率、改变药物的溶解速率或改变胃肠道内容物 pH 值而影响药物的吸收。

二、分布环节的药物相互作用

药物吸收进入体循环后,首先与血浆蛋白结合并达到动态平衡,并在血流作用下迅速向各组织器官分布。药物可与血浆中多种蛋白结合形成复合物,包括白蛋白、α_1-酸性糖蛋白(Alpha-1-acid glycoprotein,AAGP)、脂蛋白(lipoprotein)及免疫球蛋白(immunoglobulins)等。未与血浆蛋白结合的药物成为游离型药物,与血浆蛋白结合的药物成为结合型药物,此过程是可逆的,有饱和现象和竞争作用,并且游离型与结合型药物之间保持着动态平衡。

药物在分布环节的相互作用可表现为血浆蛋白结合位点的竞争与置换,改变药物在靶组织或靶器官中的分布量。

(一)基于竞争血浆蛋白结合的药物相互作用

药物分布过程中的相互作用主要由于合用药物的蛋白亲和力和蛋白结合率不同,从而相互竞争血浆蛋白的结合部位,结合力强的药物能从蛋白结合部位上置换出结合力弱的药物,使后者成为游离型药物。游离型药物浓度增加,会使药效和毒性反应增强,其影响程度可因被置换药物的作用强弱、体内分布容积不同而异。容易发生此类药物相互作用且危险较大的主要是那些蛋白结合率高(F_b)>90%而表观分布容积小的药物。例如,口服抗凝药华法林[F_b 99%,表观分布容积(V_d)9 L]与磺胺药、水杨酸盐、保泰松、甲苯磺丁脲等血浆蛋白结合力强的药物合用时,血浆中结合的华法林被置换出来,导致游离型华法林浓度成倍增加,引起出血,甚至危及生命。

丹参、黄连、黄柏的有效成分与血浆蛋白高度结合,可通过竞争血浆蛋白使结合型的华法林、硫喷妥钠和甲苯磺丁脲置换出来,导致后者血药浓度明显升高,药效或毒性增强。独活、白芷、羌活等中药含有香豆素类成分,与高血浆蛋白结合率的药物合用时也可引发出血风险。

(二)影响药物的组织分布量

某些作用于心血管系统的药物能改变组织的血流量,进而影响药物在组织的分布量。如去甲肾上腺素能减少肝脏的血流量,使利多卡因在肝脏的分布量降低,从而使该药的消除减慢,血药浓度升高,药理作用增强。反之,异丙肾上腺素增加肝脏血流量,可增加利多卡因在肝脏的分布量和代谢率,导致血药浓度降低,药理作用减弱。

(三)影响转运体介导的药物分布

作为外排转运体,P-糖蛋白可将肝胆管侧的药物转运到胆汁中,也可将药物从血脑屏障或胎盘屏障排出,限制药物进入血脑屏障或胎盘屏障。如果同时给予P-糖蛋白底物、抑制剂或诱导剂,则可发生P-糖蛋白介导的药物相互作用,使药物的组织分布发生改变。例如,P-糖蛋白底物洛哌丁胺作用于胃肠道的阿片受体而起到止泻作用,单用时由于P-糖蛋白的外排作用,脑内药物浓度很低,不会产生呼吸抑制。当将洛哌丁胺与P-糖蛋白抑制剂奎尼丁合用时,由于后者抑制中枢P-糖蛋白介导的洛哌丁胺外排,导致脑内洛哌丁胺浓度显著增加,产生严重的呼吸抑制等神经毒性。

三、代谢环节的药物相互作用

药物进入机体后,在体内各种酶及体液作用下,可发生一系列化学反应,导致药物化学结构改变,称为药物代谢(drug metabolism),又称生物转化(biotransformation)。药物主要在肝脏代谢,亦可在小肠、血浆、肺、肾、鼻黏膜、脑、皮肤以及胎盘等其他组织器官代谢。

参加药物代谢反应的酶系统通常分为微粒体酶系和非微粒体酶系两类。哺乳动物肝微粒体中存在一类氧化反应类型极为广泛的氧化酶系,称为肝微粒混合功能氧化酶系或称细胞色素P450(cytochrome P450,CYP 450)酶系,可催化体内多种代谢反应。据统计,临床上

90%以上的代谢性药物相互作用都是由 CYP 450 酶活性的改变引起的。

目前,已知 CYP 450 大家族至少有 12 个亚族,90%的临床常用药物主要由 CYP 1、CYP 2 和 CYP 3 这 3 个家族中的 CYP 3A4、CYP 1A2、CYP 2C9、CYP 2C19、CYP 2D6 和 CYP 2E1 6 种药物代谢酶催化代谢。其中,CYP 3A4 是最重要的药物代谢酶之一,占人体肝细胞 CYP 450 的 30%,参与 50%的药物代谢反应;其次是 CYP 2D6,占肝 CYP 450 的 4%,参与 25%的药物代谢反应。

药物用于人体后,通常会对药物代谢酶产生诱导或抑制作用,必然会影响自身及合用药物的代谢。药物对代谢酶的诱导和抑制作用是引起药物相互作用的重要原因之一。

(一)药物代谢的诱导和抑制

1. 酶诱导作用　某些药物可以增加肝药酶的合成、抑制肝药酶的分解,加快自身或合用药物的代谢,称为酶诱导作用(induction),也叫酶促作用,这类化合物称为酶诱导剂(inducer)。临床常见的酶诱导剂有巴比妥类、卡马西平、乙醇、氨鲁米特、灰黄霉素、氨甲丙酯、苯妥英、格鲁米特以及利福平等。酶诱导的结果是促进药物代谢,不仅促进合用药物的代谢,同时也可加速其自身的代谢。因此,连续应用酶诱导剂时,药物的代谢加快,导致机体对药物产生耐受性,严重者使治疗失败。

2. 酶抑制作用　某些药物能减少肝药酶的合成、加速肝药酶的分解或与肝药酶竞争性结合,使自身或合用药物的代谢减慢,作用时间延长、药理作用提高或毒副反应增强,这种现象称为酶抑制作用(inhibition),也称酶抑作用。能抑制酶活性的外源性化学异物称为酶抑制剂(inhibitor)。临床常见酶抑制剂包括:别嘌醇、胺碘酮、氯霉素、氯丙嗪、西咪替丁、环丙沙星、右丙氧芬、美托洛尔、红霉素、丙米嗪、异烟肼、咪唑类抗真菌药、去甲替林、口服避孕药、奋乃静、保泰松、伯氨喹、普萘洛尔、奎尼丁、丙戊酸钠、磺胺药以及维拉帕米等。

(二)CYP 450 介导的药物相互作用

1. 酶抑制引起的药物相互作用　在 CYP 450 抑制剂的作用下,CYP 450 的代谢活性降低,底物药物代谢变慢,血药浓度上升,药-时曲线下面积增加(有时会增加数倍乃至数十倍),并开始在体内蓄积。大多数情况下,导致药物的药理活性增强,甚至引发毒副反应。这对于治疗窗窄、安全范围小、副反应大的药物的影响尤其显著。

氯霉素、磺胺苯吡唑等可抑制 CYP 450 的活性。当连续服用降糖药甲苯磺丁脲的患者再服用抗菌药磺胺苯吡唑时,由于磺胺苯吡唑抑制 CYP 450 介导的甲苯磺丁脲代谢,使后者代谢受阻,血药浓度明显升高,有时会引起急性低血糖症。

第二代非镇静性抗组胺药特非那定,其体内活性代谢产物特非那定酸主要由 CYP 3A4 代谢生成,具备抗组胺作用,且心脏毒性比原形药物显著降低。当合用 CYP 3A4 抑制剂(如红霉素、咪唑类抗真菌药物、H_2 受体阻滞剂、皮质激素及口服避孕药等)时,可使特非那定的代谢显著受阻,血药浓度升高而影响心肌细胞的钾通道电流和静息电位的稳定性,最终发生尖端扭转型室性心动过速而致死。

大豆主要活性成分大豆异黄酮能抑制华法林的代谢酶 CYP 1A2,两药合用后,华法林的 C_{max}、$AUC_{0\rightarrow144h}$、$AUC_{0\rightarrow\infty}$ 显著增加,血浆清除率显著减小,提示在长期合用两者时,应注意密切监测华法林的抗凝指标和血药浓度。

2. 酶诱导引起的药物相互作用　酶诱导剂通过增加酶的合成量来提高 CYP 450 的代谢活性,使底物药物代谢加快,血药浓度降低,导致药物疗效降低,甚至无效。例如,泰利霉素与

CYP 3A4 诱导剂利福平合用后,血药浓度显著降低,引起抗菌治疗失败。

苯巴比妥通过酶诱导作用加速华法林的代谢,导致华法林抗凝作用减弱。临床上通过增加华法林的剂量来保持华法林血药浓度在治疗窗内。然而,患者一旦停用苯巴比妥,应注意华法林剂量必须减少,否则会引起大出血。甘草中的甘草酸能显著诱导 CYP 3A、CYP 2B1、CYP 1A2 的活性,五味子也可诱导 CYP 450 活性。因此,临床上甘草或五味子及其制剂(如复方甘草片等)与阿米替林等三环类抗抑郁药、巴比妥类、格列本脲、华法林等合用,可能加速后者的代谢,使疗效降低。

3. 转运体和代谢酶共同介导的药物相互作用   外排转运体和代谢酶是影响药物口服生物利用度的两个重要因素,介导了许多药物的相互作用。其中,最具备代表性的是 P-糖蛋白和 CYP 450 共同介导的药物相互作用。

P-糖蛋白和 CYP 450 在体内具备相似的组织分布和底物重叠性,往往协同发挥作用,共同影响药物的体内过程和疗效。特别在肠道内,P-糖蛋白和 CYP 3A4 共同构成了药物吸收的主要屏障,影响药物的口服生物利用度。ABC 外排转运体与 CYP 450 酶的底物重叠性见表 1-1。

表 1-1   ABC 外排转运体与 CYP 450 酶的底物重叠性

药品	CYP 450	P-gp	MRP	BCRP
伊立替康	3A4,3A5	+	MRP1	+
卡马西平	3A4,2C8	+	−	−
阿米替林	2C19,3A4	+	−	
非索非那定	3A4	+	−	
茚地那韦	3A4	+	MRP2	
利托那韦	3A4	+	MRP2	
沙奎那韦	3A4	+	MRP1,MRP2	
洛匹那韦	3A4	+	MRP1,MRP2	
美沙酮	3A4,2C8	+	MRP1,MRP2,MRP3,MRP4,MRP7,MRP8	
辛伐他汀	3A4	+	MRP2	
普伐他汀	3A4	+	MRP2	+

注:"＋"是转运体的底物;"－"不是转运体的底物。P-gp:P-糖蛋白;MRP:多药耐药相关蛋白;BCRP:乳腺癌耐药蛋白。

一些蛋白酶抑制剂(protease inhibitors,PI)是 P-糖蛋白与 CYP 3A4 共同的底物。当两种蛋白酶抑制剂合用后,因发生基于 P-糖蛋白、CYP 3A4 的底物竞争作用,使药物的生物利用度提高。例如,洛匹那韦/利托那韦片中两种组分竞争 P-糖蛋白外排和 CYP 3A4 代谢,利托那韦明显提高洛匹那韦的血药浓度,增强抗病毒作用。利托那韦与沙奎那韦合用时,前者可以使后者的血药浓度升高 5～6 倍。

(三)尿苷二磷酸葡萄糖醛酸转移酶介导的药物相互作用

临床上很多药物是尿苷二磷酸葡萄糖醛酸转移酶(UDP-glucuronosyltransferase enzymes,UGT)的底物、抑制剂和诱导剂。

临床常见的 UGT 底物包括:止痛药(可待因、吗啡、对乙酰氨基酚)、非甾体抗炎药(吲哚美辛、萘普生、丙戊酸钠)、抗病毒药(齐多夫定)、抗癫痫药(卡马西平、拉莫三嗪)、镇静药(劳拉西泮、替马西泮)等。

UGT 抑制剂主要包括:非甾体抗炎药(吲哚美辛、萘普生、双氯芬酸)、普萘洛尔、西沙比利、丙磺舒、雷尼替丁、丙戊酸、氟康唑以及他克莫司等。

UGT 诱导剂主要包括:利福平、卡马西平、苯妥英、苯巴比妥以及口服避孕药等。

UGT 底物药物的葡萄糖醛酸化过程能够被合用的 UGT 抑制剂抑制或者诱导剂促进,导致药物浓度升高或降低,具备重要的临床意义。例如,阿托伐他汀和夫西地酸合用,夫西地酸抑制了阿托伐他汀的葡萄糖醛酸化代谢途径,使其血药浓度升高,导致严重的横纹肌溶解。

对乙酰氨基酚的代谢产物有葡萄糖醛酸结合物和硫酸化物,其葡萄糖醛酸结合物的尿排泄总量可被 UGT 抑制剂丙磺舒改变。与丙磺舒合用后,乙酰氨基酚葡萄糖醛酸结合物尿排泄总量显著降低,而硫酸化物的尿排泄总量显著增加。

四、排泄环节的药物相互作用

药物排泄是指体内药物以原形或其代谢产物的形式通过排泄器官排出体外的过程。肾脏是药物主要的排泄器官,大部分药物以原形或其代谢产物排泄。另外,药物还可以通过胆汁、乳汁、汗腺、唾液、肠道及肺脏等途径排泄。药物的肾排泄是肾小球滤过、肾小管重吸收以及肾小管分泌的综合结果。

药物排泄速度直接影响血药浓度的变化,与药效、作用时间及毒副反应密切相关。当药物的排泄速度增快时,血药浓度降低,药效减弱,甚至不产生作用。当药物受相互作用或疾病等因素影响时,其排泄速度降低,血药浓度增加,此时如不及时调整剂量,往往会产生副反应,甚至出现中毒现象。药物相互作用主要表现在肾小管主动分泌和重吸收两个方面。

(一)干扰药物从肾小管分泌

肾小管主动分泌是借助载体的。当多种经肾小管分泌排泄的药物联合应用时就会发生载体的竞争性抑制作用。例如,丙磺舒和青霉素合用,二者竞争肾小管转运载体,使青霉素排泄减少,血药浓度升高而增强疗效。阿司匹林可抑制甲氨蝶呤从肾小管分泌而增强其毒性。呋塞米可竞争肾小管分泌的转运体,使水杨酸排泄减少,造成蓄积中毒。

(二)影响药物在肾小管重吸收

与胃肠道的吸收过程一样,尿液的酸碱度与药物在肾小管内重吸收密切相关,尿液的 pH 值通过影响解离型与非解离型药物的比例,改变进入肾小管内药物的重吸收。尿液的 pH 值可受食物和药物的影响而发生变化,应用碱性药物可使尿液碱化,则弱酸性药物排泄加快,而弱碱性药物排泄减少,使疗效和毒性发生变化。例如,巴比妥类药物中毒时,静脉滴注碳酸氢钠,碱化血液和尿液,既可减少药物在脑中的蓄积,又可加快药物从肾排泄,有助于中毒的解救。

硼砂及相关制剂(如梅花点舌丸、清音片)和其他碱性中药(如健胃片、陈香露白露片等)均可碱化尿液,增加酸性药物(如呋喃妥因、阿司匹林、头孢菌素等)的体内解离,导致后者重吸收减少,排泄加快,从而降低药物浓度。酸性中药(如乌梅、山茱萸)或者中成药(如大山楂丸、五味子丸)可酸化尿液,增加上述酸性药物在肾小管的重吸收,提高疗效。

(三)改变肾脏的血流量

肾血流量决定肾小球滤过率,减少肾脏血流量的药物可减少药物经肾排泄。去甲肾上腺素会造成肾血管收缩,使肾血流量减少,药物的肾小球滤过率降低。游离型药物及其代谢产物可经肾小球滤过,结合型药物因分子质量较大而难以滤过。

第四节　药效学相互作用

药效学相互作用(pharmacodynamic interactions)是指药物联合应用时,一种药物改变了机体对另一种药物的反应性或敏感性,导致药物出现相加、协同或者拮抗的药理效应。药效学相互作用一般对血药浓度无明显的影响,主要影响药物与受体作用的各种因素。

一、药效学相互作用的机制

根据发生机制不同,药效学相互作用可分为受体的竞争性结合、影响神经递质功能、组织或受体对药物的敏感性增强等。药效学相互作用机制的具体形式包括以下几项:

(一)影响药物对靶位的作用

1. 受体的竞争性结合　两种药物作用于相同的受体系统,如果一种药物作为受体的激动剂或拮抗剂,增强或减弱另一药物与受体的结合,就会改变其效能,表现出药理作用的协同或拮抗,这是最常见的药效学相互作用机制。例如,纳洛酮与阿片类镇痛药(如吗啡)合用,因其化学结构与吗啡相似,但对阿片受体的亲和力比吗啡大,能阻止吗啡样物质与阿片受体结合,用于解救阿片类药物中毒。β受体阻滞剂(如盐酸普萘洛尔)与肾上腺素合用,前者可非选择性地抑制肾上腺素β受体,引起显著的高血压、心率变慢。抗胆碱药阿托品与胆碱受体激动药(如毛果芸香碱)合用,因前者能阻断胆碱受体激动药与胆碱受体结合,从而使后者失效。氨基糖苷类抗生素(如庆大霉素、卡那霉素等)与筒箭毒合用,前者能阻断终板膜上 N_2 受体,并阻断运动神经末梢释放乙酰胆碱,致使肌肉松弛作用增强,容易发生呼吸肌麻痹。

2. 影响作用部位的神经递质功能　一种药物可因影响体内某种神经递质的合成、释放或摄取等过程而与另一药物发生相互作用。例如,三环类抗抑郁药(丙咪嗪、阿米替林、去甲替林等)能抑制囊泡对去甲肾上腺素的再摄取,而依他尼酸、胍乙啶等靠重摄取进入神经末梢而发挥作用。当这两类药合用时,三环类抗抑郁药可抑制囊泡对胍乙啶的摄取,导致两类药物发生拮抗作用。

(二)影响同一生理或生化代谢系统

合并使用作用于相同生理或生化代谢系统的药物,能减弱或增强原药的效应,产生生理或生化性拮抗或协同作用。利尿药、β受体阻断剂、单胺氧化酶抑制剂、麻醉药和中枢抑制药等都能增强降压药的降压作用。依地尼酸或呋塞米(速尿)均有耳毒性,与氨基糖苷类抗生素合用,可加快耳聋的出现。氨基糖苷类抗生素和钙拮抗剂(Calcium antagonists)能协同增加神经肌肉阻滞剂的作用。血管紧张素转换酶抑制剂(ACEI)能使某些全麻诱导患者产生低血压反应。噻嗪类利尿药的致高血糖作用,可对抗胰岛素或者口服降血糖药的作用,合用时需要调整给药剂量。

(三)敏感化作用

同时应用两种以上药物时,其中一种药物本身没有某种药理作用,但可使受体或组织对另一种药物的敏感性增加,结果增强另一种药物的药理作用,这种现象称为敏感化作用(potentiation)。如氟烷本身并不能引起心律失常,但可使心肌对外源性儿茶酚胺的敏感性增加。当氟烷麻醉的同时应用肾上腺素或者去甲肾上腺素等药物,有可能引起严重的心律失常。排钾利尿药可使强心苷受体数目增多,导致心脏对强心苷敏感化,正常剂量的强心苷类药物即可引起严重的心律失常。

（四）改变药物作用部位的内稳定

有些药物可因改变体内水、电解质代谢和酸碱平衡等内稳态而影响其他一些药物的药理作用。例如，噻嗪类利尿药、依他尼酸以及呋塞米等常引起低血钾，合用洋地黄治疗心力衰竭时，缺钾则增加心脏对洋地黄的敏感性，易引起洋地黄中毒；利尿药引起的低血钾，也能增强非去极化肌松药的肌松作用，严重时会引起呼吸停止。

（五）药物间的理化结合

有些药物可因理化反应与另一种药物发生结合，从而改变其效能。例如，去铁胺可与三价铁离子络合为无毒、稳定的络合物，并排出体外。当使用铁剂治疗贫血时，因补铁过量引起的急性铁中毒，可用去铁胺治疗。强碱性的鱼精蛋白能通过离子键与强酸性的肝素结合，形成无活性的复合物，所以在体内肝素过量或体外循环结束后常用鱼精蛋白来逆转肝素的抗凝作用。

二、药效学相互作用的类型

根据作用结果的不同，药效学相互作用又分为相加作用、协同作用以及拮抗作用。

（一）相加作用

药理效应相同或相似的药物，联合应用时的作用强度等于每种药物单独应用时作用强度之和，称为药物效应的相加作用（summation）。一般来说，作用机制相同的同类药物联用时，常表现为相加作用。例如，快速抑菌药（大环内酯类、四环素类）与慢速抑菌药（磺胺类）合用时可产生抗菌效果的相加作用。同时应用两种中枢神经系统抑制药（抗焦虑药、抗精神病药或者某些抗组胺药）可能产生相加作用，出现过度镇静和疲劳。同时合用两种或多种具备抗胆碱能活性的药物，如抗精神病药（氯丙嗪）、抗帕金森病药（苯海索）以及三环类抗抑郁药（阿米替林），常可出现过度的抗胆碱能效应。

丹参注射液与维生素 C 合用治疗小儿急性病毒性心肌炎，其疗效比单纯应用维生素 C 更佳。因为氧自由基参与了病毒性心肌炎的发病过程，而丹参能降低氧自由基的产生及消除脂质过氧化引起的膜损伤，它与天然氧化剂维生素 C 合用，在拮抗自由基方面有相加作用，因而对心肌有较好的保护作用。含强心苷的中药（洋地黄、黄麻、羊角拗、铃兰、夹竹桃等）及其制剂（罗布麻片、复方罗布麻片、罗布麻降压片等）与强心苷类西药（地高辛、洋地黄、毒毛花苷 K 等）合用，由于它们的强心作用、毒副反应相似，作用相加而引起强心苷中毒。

（二）协同作用

协同作用（synergism）是指两种药物联合应用时，其效应大于任何一种药物单独应用的疗效，也大于两种药物的疗效之和。发生协同作用的药物可为不同类别或作用机制不同的药物。例如，繁殖期的杀菌剂（青霉素类、头孢菌素类）与静止期的杀菌剂（氨基糖苷类）合用可发挥协同效应。磺胺类药物与磺胺增效剂联用可起到协同作用。阿司匹林与阿片类药物的镇痛机制完全不同，但可明显增强阿片类药物的作用。有机磷农药中毒主要是由于胆碱酯酶活性降低或失活，造成乙酰胆碱不能被水解而积聚，胆碱酯酶复活剂可使胆碱酯酶复活，水解乙酰胆碱，而阿托品可阻断 M 胆碱受体，使未水解的乙酰胆碱不能与受体结合，二者合用可发挥协同作用，提高解毒效果。

许多中西药联用后能使疗效提高,呈现协同作用。金银花、丹参、黄柏能加强青霉素对耐药性金黄色葡萄球菌的抗菌作用;丙谷胺与甘草、白芍以及冰片合用治疗消化性溃疡有协同作用;甘草与氢化可的松在抗炎、抗变态反应方面有协同作用,因甘草甜素有糖皮质激素样作用,并可抑制氢化可的松在体内的代谢灭活,使其在血中浓度升高。香连丸与广谱抗菌药甲氧苄啶联用后,产生明显的协同抗菌作用,使抗菌作用增强 16 倍。

（三）拮抗作用

药理效应相反,或发生竞争性或生理性拮抗作用的药物合用,表现为联合用药时的效果小于单用效果之和,即为药理效应的拮抗作用(antagonism)。噻嗪类利尿药的升血糖作用可对抗胰岛素或口服降血糖药的降糖作用,合用时需要调整给药剂量。繁殖期杀菌剂(如青霉素类、头孢菌素类)与快速抑菌剂(大环内酯类)可呈现拮抗作用。香豆素类口服抗凝剂与维生素 K 合用可使口服抗凝剂的抗凝血作用减弱或消失。这是因为香豆素类药物通过抑制维生素 K 在肝脏细胞内凝血因子 Ⅱ、Ⅶ、Ⅸ、Ⅹ 的合成而发挥抗凝作用。

中西药物联用发生拮抗作用,使药效降低也比较常见。例如,中药麻黄及含麻黄碱的中成药(如止咳喘膏、防风通圣丸、大活络丸、人参再造丸等)有拟肾上腺素作用,具备兴奋 α-受体和收缩周围血管的作用,与复降片、帕吉林等降压药同服会产生明显的拮抗作用,使其作用减弱,疗效降低,甚至致血压失去控制,加重高血压患者的病情。

第五节　食物药物相互作用

一、概述

食物药物相互作用(food-drng intemction)是指食物与药物合用后发生的某种物理、化学或药理的配伍变化,对药物的疗效、体内过程或食物的营养作用产生影响。这种变化可能会对药物的治疗效果或食物营养利用产生正面或负面影响,当然大多数表现为无影响或基本无影响。药物与食物合用,可影响药物的体内过程和药效学,使药物的生物利用度和疗效发生改变(增强或减弱),有时会引发严重不良反应,甚至中毒和死亡。反过来,药物也会影响食物(营养成分)的营养利用和体内过程。

二、食物对药物体内过程的影响

（一）影响药物的吸收

1. 促进药物的吸收　餐后用药可减少胃酸、胃酶对药物的破坏,或药物随食物缓慢地通过特定的吸收部位(小肠上部),可使药物得到较充分的吸收。高脂食物能提高脂溶性药物的溶解度和生物利用度,促进脂溶性维生素(A、D、E)、环孢素以及灰黄霉素吸收。健康志愿者服用高脂肪早餐,可使环孢素的生物利用度提高 53%。葡萄柚汁与环孢素同服,会使环孢素血药浓度升高 3 倍。更昔洛韦与食物一同摄入,生物利用度可提高 20%～22%。

2. 延缓或减少药物的吸收　食物可改变胃排空速率,消耗胃肠内水分,使胃肠黏液减少,致使固体制剂的崩解、溶出减慢,从而延缓或减少药物的吸收,降低口服生物利用度。一般情况下,食物可减慢药物的吸收速率,但一般不影响药物的吸收量。例如,空腹服用对乙酰氨基酚 20 min 内就可达最大血药浓度,而饭后服用则需要 2 h,且禁食时血药浓度比不禁食要高。

四环素、卡托普利餐后比餐前服吸收减少 30%～50%；头孢克洛餐前、餐后总吸收相同，但餐后峰浓度仅为餐前的 50%～75%，且延迟 45～60 min。进食使氨苄西林、异烟肼、呋塞米的生物利用度分别降低 22%～50%、12%～43%、16%～45%，导致疗效降低，甚至治疗失败。

高钙食物（牛奶、乳制品、海带、钙质饼干、豆腐）与四环素类抗生素、阿仑膦酸钠、环丙沙星以及红霉素等同服，食物中的钙离子与药物形成络合物而影响药物的吸收。乳制品分别使环丙沙星和诺氟沙星的生物利用度降低 30%～36% 和 38%～52%。

在酸性环境中易水解或破坏的药物（如阿司匹林、螺内酯、红霉素等），忌与酸性食物（如柠檬、山楂、柑橘、杨梅、酸菜、醋等）同服，否则会发生酸碱中和反应，影响药物疗效，甚至使药效丧失。

3.影响转运体介导的药物吸收　一些食物或其组分是转运体（如 P-糖蛋白、OATP）的抑制剂或诱导剂，可影响该转运体底物药物的转运和吸收。葡萄柚汁选择性地抑制 OATP1A2 介导的非索非那定的肠摄取转运，降低非索非那定的药-时曲线下面积、峰浓度和肾脏清除率，但对达峰时间和半衰期没有影响。阿魏酸功能食品能抑制那格列奈在肠道中经 OATP1A1 转运，导致药物疗效降低。

（二）影响药物的分布

食物可通过与药物竞争血浆蛋白结合而影响药物分布。食物对药物分布的影响多发生在食物中蛋白摄入不足或者因饮食不均衡而导致营养不良的情况下。例如，低白蛋白血症可以导致血浆蛋白结合水平降低，而原本高蛋白结合率的药物此时在血浆中的游离浓度增加，疗效增强。这种情况对治疗窗窄、安全范围小的药物（如华法林）影响显著，但容易引发中毒反应。

（三）影响药物的代谢

部分食物可以改变人体内各种代谢酶的含量、活性和组成，还可以是代谢酶的诱导剂或抑制剂。

1.影响药物的代谢速度　多数药物在进食高蛋白、低糖膳食时服用，比在进食低蛋白、高糖膳食时服用代谢更快。这是因为高蛋白饮食能使体内各种酶的活性增强，使药物代谢、排泄加快，因而容易导致药物疗效降低。

2.影响代谢酶活性　一些食物可诱导或抑制代谢酶的活性，是这些代谢酶的诱导剂或抑制剂，如葡萄柚汁含有黄酮（如柚皮苷）、呋喃香豆素（如香柠檬素）等化学成分。这些成分是 CYP 3A4 的抑制剂。当葡萄柚汁与 CYP 3A4 底物药物（如洛伐他汀、辛伐他汀、阿托伐他汀）同服时，前者可抑制后者经 CYP 3A4 代谢而使血药浓度升高。

饮食中经常用到的大蒜含有蒜素、蒜氨酸、二硫己二烯等活性物质。蒜素能诱导 P-糖蛋白和 CYP 3A 表达，而抗艾滋病药物沙奎那韦、利托那韦是 P-糖蛋白和 CYP 3A4 的双重底物。因此，二者联用时，蒜素可诱导 P-糖蛋白，增加抗艾滋病药物的外排及 CYP 3A4 对其代谢，导致血药浓度降低，艾滋病治疗失败。

乙醇对代谢酶具备诱导和抑制双重作用。少量饮酒，乙醇对肝药酶起诱导作用，使安乃近、苯妥英钠、苯巴比妥等药物在体内的代谢加速，半衰期缩短，药效下降。大量饮酒或长期饮酒时，高浓度乙醇对肝药酶产生抑制作用，使同服的镇静催眠药（如巴比妥类、甲丙氨酯等）、抗凝血药（如肝素、双香豆素等）的体内半衰期延长，容易产生蓄积中毒。乙醇与对乙酰氨基酚同服,可引起肝中毒甚至肝衰竭。这可能与乙醇诱导肝微粒体 CYP 450 酶活性,使对乙酰氨基酚代谢产生毒性较大的自由基代谢产物 N-乙酰-对-苯醌亚胺(NAPQI)及加速肝脏丙二醛的生成有关。

3. 影响水盐代谢　食盐的主要成分为氯化钠,具备参与体液和调节细胞之间酸碱平衡,维持体液水盐代谢平衡的作用。摄入过多的食盐容易引起水盐代谢失衡,导致高血压,甚至脑中风。利尿剂可降低体内水和钠的含量,高盐饮食可增加水钠潴留而产生水肿,并减弱利尿剂的降压效果。相反,低盐饮食可使利尿剂更好地发挥药效,减少不良反应的发生。

4. 影响内源性物质合成　某些蔬菜(如洋白菜、卷心菜、大豆、芥菜叶等)可抑制甲状腺素的合成,减弱甲状腺药物的作用。

(四)影响药物的排泄

食物对药物排泄的影响主要通过改变尿液 pH 值,进而改变某些药物的排泄速率实现。有些食物(如蔬菜、豆制品、水果)具备碱化尿液的作用,能使碱性药物(如茶碱、阿托品、奎宁、抗组胺药、氨基糖苷类抗生素等)排泄延缓,酸性药物(如水杨酸类、磺胺类、巴比妥类药物等)排泄加快。相反,有些食物(如鱼、肉、乳、蛋、部分坚果)具备酸化尿液的作用,使酸性药物排泄延缓,碱性药物排泄加快。另外,饮用大量饮料和增加食盐摄入量,可加速碘排泄。

三、食物对药物效应的影响

(一)协同或相加作用

服用镇静催眠药(如氯丙嗪、奋乃静、地西泮等)、抗组胺药(如氯苯那敏、苯海拉明、赛庚啶等)期间如果饮酒或含乙醇饮品,轻则使人昏昏欲睡,重则使血压降低,呼吸抑制而死亡。

服用降压药(如胍乙啶、利血平、肼屈嗪等)期间饮酒,二者具备协同扩张血管的作用,可导致血压下降过快,出现体位性低血压。若饮酒过多,降压药用量又过大,常会出现休克,严重时可危及生命。

服用降糖药(如格列苯脲、苯乙双胍、甲苯磺丁脲等)时饮酒,因乙醇能刺激胰岛 B 细胞分泌胰岛素,增强降糖药的作用,可引起低血糖性休克,加重药物不良反应,并可诱发乳酸血症。此外,乙醇还能增强锂盐(碳酸锂)的镇静作用,引起镇静过度或精神错乱。服用强心苷类药物(地高辛、洋地黄)时饮酒,因乙醇可降低血钾浓度,低血钾会增强机体对洋地黄类强心药的敏感性,导致洋地黄中毒。强心苷类药物与高钙食品(核桃、杏仁、奶酪、豆制品、牛奶等)同服,因钙离子增加强心苷毒性,引起强心苷中毒。

(二)拮抗作用

在使用异烟肼治疗结核病期间,食用鱼类等高组胺食物会导致过敏性食物中毒。在正常情况下,组胺可被人体内的单胺氧化酶分解,但服用异烟肼后,人体内单胺氧化酶合成受到抑制,因此食用鱼类后,组胺在人体内蓄积,导致过敏性反应,甚至死亡。

高酪胺食物与单胺氧化酶抑制剂同服,酪胺在体内难以代谢而引起蓄积,使交感神经兴奋,大量分泌去甲肾上腺素,严重时可引发高血压危象或脑出血。因此,高血压患者服用苯乙肼、帕吉林等单胺氧化酶抑制剂时,不宜大量食用扁豆、蚕豆、香肠、奶油、乳腐、酒酿、咖啡、香蕉、菠萝、无花果、巧克力、腌青鱼、鸡肝以及红葡萄酒等高酪胺食物。

第六节　药物相互作用研究预测与临床处理

一、临床常见的严重不良药物相互作用

药物联合应用后,如果发生不良药物相互作用,导致药理效应突增,产生严重的药物不良反应,有的甚至会危及生命,在临床应用时需提高警惕。如单胺氧化酶抑制剂与拟肾上腺素药、三环类抗抑郁药等合用,可引起高血压危象。氯丙嗪与利尿药、普萘洛尔等合用可引发严重的低血压。强心苷与排钾利尿药、糖皮质激素等合用引发严重的心律失常。非甾体抗炎药与香豆素类抗凝药、皮质激素等合用易引发胃肠道出血。氨基糖苷类抗生素与全身麻醉药等合用可导致呼吸抑制。氨基糖苷类抗生素与排钾利尿药合用可导致永久性耳聋,与第一代头孢菌素类药物合用易导致肾毒性。降血糖药与普萘洛尔、胍乙啶合用易引起严重的低血糖反应。人体主要系统常见的严重不良药物相互作用如下:

1. 心血管系统的严重不良药物相互作用

(1)β 受体阻断剂与维拉帕米合用易出现心动过缓,传导阻滞,血压下降或心衰。维拉帕米可使阿替洛尔的吸收增加,排泄减少;阿替洛尔能使维拉帕米的代谢速度减慢。维拉帕米和普萘洛尔合用可使心率明显减慢,甚至停搏。

(2)奎尼丁与地高辛合用可使地高辛的血药浓度提高 50% 左右,引起心律失常。原因是奎尼丁能将地高辛从骨骼肌向血液转移,并减少地高辛经肾小管主动排泌。

(3)红霉素、β 受体阻断剂、H_2 受体阻断剂、钙通道阻断剂与茶碱合用,可使茶碱消除速度减慢,血药浓度升高,加之茶碱安全范围窄,易导致中毒出现,严重中毒表现为心跳过速等,甚至呼吸、心跳停止。

(4)排钾利尿药、糖皮质激素与强心苷类合用,使心脏对强心苷更敏感,易发生心律失常。

(5)单胺氧化酶抑制剂与三环类抗抑郁药、间羟胺、麻黄碱合用,易发生高血压危象。三环类抗抑郁药可使去甲肾上腺素再摄取减少;间羟胺、麻黄碱可使去甲肾上腺素大量释放,均可致血压急骤升高。

(6)氯丙嗪与氢氯噻嗪、呋塞米、依他尼酸合用,引起严重的低血压;普萘洛尔与硝苯地平、哌唑嗪、氯丙嗪合用产生协同降压作用,导致严重低血压。

(7)甲苯磺丁脲不宜与长效磺胺类、水杨酸类、保泰松及呋塞米等合用。这些药物可将与血浆蛋白结合的甲苯磺丁脲置换出来,引起低血糖反应。保泰松还能抑制肝微粒体酶对甲苯磺丁脲的代谢,增强药效。降血糖药不宜与普萘洛尔合用,两者合用除可加重低血糖反应外,还可将降糖药引起的急性低血糖先兆掩盖起来,因而危险更大。胍乙啶能加强降糖药的作用,合用时降糖药应减量,否则易引起低血糖反应。

2. 呼吸系统的严重不良药物相互作用

(1)苯二氮卓类药物与吗啡类合用可引起呼吸暂停,与其他中枢抑制药如巴比妥类合用,使呼吸受到明显抑制。

(2)局麻药(利多卡因、普鲁卡因等)、抗肿瘤药(环磷酰胺、氮芥、塞替哌等)与琥珀胆碱合用,可增强琥珀胆碱的骨骼肌松弛作用,易导致呼吸麻痹。

（3）氨基糖苷类抗生素与具备神经肌肉阻滞作用的药物（如乙醚、硫喷妥钠、普鲁卡因、琥珀胆碱、硫酸镁等）合用，可使神经肌肉阻滞作用加重，易出现呼吸麻痹。

3. 血液系统的严重不良药物相互作用

（1）甲氨蝶呤与水杨酸类药物合用可使前者血浆游离浓度明显增加，导致血细胞减少。水杨酸类药物与甲氨蝶呤竞争肾小管分泌和血浆蛋白结合，会引起严重的骨髓抑制。

（2）双香豆素类抗凝药与某些药物（如阿司匹林、广谱抗生素、氯贝丁酯、保泰松、奎尼丁、甲苯磺丁脲、甲硝唑、西咪替丁以及丙咪嗪等）合用，因竞争血浆蛋白结合而导致出血。

4. 神经系统的严重不良药物相互作用

（1）红霉素抑制药物代谢酶，与卡马西平合用可使药物浓度明显提高，出现复视和共济失调等中毒症状。

（2）单胺氧化酶抑制剂与哌替啶合用，可引起中枢兴奋、抑制甚至死亡。

（3）万古霉素、呋塞米、依他尼酸等与氨基糖苷类抗生素合用，能引发听力障碍。红霉素和阿司匹林均可引起耳鸣，二者常规剂量、单独应用时不易出现耳毒性。但两药合用，耳毒性明显增强，易引发耳聋。

5. 泌尿系统的严重不良药物相互作用

（1）头孢唑啉、头孢噻吩与氨基糖苷类以及呋塞米合用可致肾功能损伤，甚至出现急性肾衰竭。

（2）两性霉素 B 与氨基糖苷类合用，可加重肾毒性。

（3）非甾类抗炎药与呋塞米合用，由于非甾类抗炎药能抑制前列腺素的合成，减少肾血流量，降低呋塞米的利尿作用，使肾损害的机会增大。

二、药物相互作用研究与预测

1. 利用合理用药软件对药物相互作用进行预测　处方自动筛选系统（prescription automatic screening system，PASS）和智能化用药安全警示互动系统是中国自主研发的合理用药监测软件。该类软件根据临床合理用药的基本特点和要求，运用信息技术对科学、权威和不断涌现的医药学及其相关学科知识进行标准结构化处理，实现医嘱自动审查和医药信息在线查询，及时发现潜在的药物相互作用和不合理用药等问题，帮助临床医师、药师等医务人员在用药过程中及时有效地掌握和利用医药知识，预防药物不良事件的发生、促进临床合理用药。

2. 通过血药浓度监测进行药物相互作用预测　临床实践已充分肯定了血药浓度监测对于药物治疗的指导与评价作用。在预测药物相互作用，尤其是药动学相互作用方面，治疗药物监测起到了非常重要的作用。通过测定目标药物血药浓度的变化，可以预测可能发生的不良药物相互作用以及毒副反应，及时调整给药方案，达到安全、有效的药物治疗目的。

3. 通过体内外研究进行药物相互作用预测

（1）研究指导原则：药物相互作用研究一直是临床药学研究中的一个非常重要的领域。2006 年 9 月，美国食品药品监督管理局（Food and Drug Administration，FDA）药物评价和研究中心（Center of Drug Evaluation and Research，CDER）与生物制品评价和研究中心（CBER）共同发布了《药物相互作用研究指南（草案）》。该"指南"涉及药物相互作用研究的全过程，为新药研发提供了药物代谢和转运方面体内外相互作用研究的规范。

2012 年 2 月，美国 FDA 发布了《药物相互作用——研究设计、资料分析、对给药的影响与对说明书的建议指导原则（草案）》，提出了对药物代谢、转运和药物-药物或药物-治疗蛋白相互作用的体外和体内研究的建议，并重点关注药动学相互作用。当前，药物相互作用研究的热点是转运体和代谢酶介导的药物相互作用。

2012 年 5 月，中国国家食品药品监督管理总局颁布了"药物相互作用研究指导原则"。该指导原则指出，新药与其他药物之间的相互作用应作为安全性和有效性评价的一部分进行研究。对于临床药物治疗来说，如何规避联合用药带来的风险，获得收益/风险比最大化是目前研究和关注的热点。

（2）研究内容与方法

1）体外研究：研究内容为代谢途径及代谢酶的鉴定、酶抑制或诱导能力的评价等。常采用肝细胞、肝组织薄片、微粒体、重组人 CYP 450、UGT 同工酶体外反应体系、Caco-2 细胞筛选体系、肝细胞或活性肝组织代谢体系及计算机辅助系统等用于转运体和代谢酶介导的药物相互作用研究与评价。此外，还可用理化试验预测配伍禁忌。

2）体内研究：除经典药动学研究方法外，还可采用群体药动学模型、PBPK 模型等筛查、预测和评估合并用药产生的潜在药物相互作用。

总之，我们可以根据体外和体内研究来预测、发现潜在的药物相互作用，进而研究能否通过调整剂量、给药间隔或改变给药方法来有效地避免药物相互作用引发的不良后果。

三、药物相互作用的临床处理对策

（一）了解病史、用药史及药物相互作用的机制与规律，识别和甄选药物相互作用

详细了解病史、用药史（包括患者自己服药情况）、过敏史，不要忽略任何有关药物的相关信息。对重症患者，应询问 1 周内的用药情况。根据患者基本信息、用药信息、疾病情况，从药物的化学成分、理化性质、药动学、药效学（作用机制、不良反应）等多方面综合考虑，分析、识别、评估、甄选药物相互作用，警惕和预防不良药物相互作用。

（二）掌握配伍禁忌处理的原则和方法，减少和避免药物配伍禁忌

药师和医护人员应了解药物的理化性质、组成成分、体内过程，熟悉配伍用药中可能发生的相互作用及其机制，记住一些常见的药物配伍禁忌，避免盲目配伍，尽量减少和避免配伍禁忌的发生。在新药使用前，认真阅读说明书，全面了解新药的特性。对于不确定的药物配伍，应查阅权威的药物学专著、配伍禁忌表，或通过网络或相关软件查询系统进行药物相互作用查询。一旦发生配伍禁忌，应立即采取相应的干预和补救措施，更换药物或中止用药，尽量将其对患者的伤害降到最低。

（三）对容易引起不良药物相互作用的高风险药物严加防范

易引起不良药物相互作用的高风险药物主要包括治疗窗窄、安全范围小、血浆蛋白结合率高、对药物代谢酶或转运蛋白敏感的药物，如强心苷类药物、抗癫痫药、抗抑郁药、抗精神病药、镇静催眠药、抗心律失常药、钙通道阻滞剂、β 受体阻滞剂、HMG-CoA 还原酶抑制剂、抗肿瘤药、HIV 蛋白酶抑制剂、免疫抑制剂、单胺氧化酶抑制剂、大环内酯类抗生素、氟喹诺酮类药物、抗真菌药物、皮质激素类药物、口服避孕药、口服降糖药以及 H_2 受体拮抗剂等，涉及这些药物联用时要提高警惕。

（四）对易发生不良药物相互作用的高风险人群提高警惕

易发生不良药物相互作用的高风险人群包括老年患者、婴幼儿患者、妊娠期和哺乳期患

者、同时服用多种药物患者、服用多个临床医师处方药物患者、肝肾功能不全患者、多脏器功能障碍患者、需长期应用药患者(如高血压、糖尿病、器官移植患者等)、患多种慢性病患者、不稳定性疾病(如心律失常、癫痫、糖尿病)患者等。这些患者在合并用药时容易出现不良药物相互作用,要加强防范。充分考虑遗传因素、疾病或病理情况对药物相互作用的影响。

(五)尽量减少联合用药的种类和数量,降低不良药物相互作用发生率

根据患者疾病和药物作用特点合理选择药物,通过调整给药次序、疗程和剂量来减少药物相互作用的发生。应尽量避免联用治疗较难控制的药物或者容易导致严重不良相互作用的药物,最好选择更为安全的替代药物。

(六)根据不良药物相互作用监测的结果及时调整给药方案

对于容易引起潜在的不良药物相互作用,特别是严重不良药物相互作用的联合用药进行监测,注意发现存在不合理药物联用问题,及时调整给药方案,如停用或更换药物、调整给药剂量、给药间隔等,避免发生严重不良反应和药源性疾病。

总之,联合用药产生的药物相互作用是一把"双刃剑"。药师、医护人员、患者和全社会需要共同关注药物相互作用问题,积极识别、解决和预测存在或潜在的药物相互作用问题,充分利用有益的药物相互作用,规避或减少不良药物相互作用,提高用药的安全性、有效性、经济性以及依从性。

第二章 合理用药

第一节 药品不良反应的临床表现、发生原因和防范措施

一、药品不良反应的概念

广义的药品不良反应(adverse drug reaction,ADR)是指用药引起的任何不良情况。其中包括超剂量用药、意外给药、蓄意用药、药物滥用、药物相互作用所引起的不良后果。世界卫生组织(WHO)对药品不良反应的定义是:为了预防、诊断、治疗疾病或者改变人体的生理功能,人在正常用法用量情况下服用药品所出现的与用药目的无关的或者意外的有害反应。国家药品不良反应监测中心的定义:在正常用法用量情况下出现的与用药目的无关的或意外的有害反应。在药理学中,指某种药品导致的躯体及心理副反应、毒性反应以及变态反应等非治疗所需的反应,可以是预期的毒副反应,也可以是无法预期的过敏性或特异性反应。在药品使用中,指包括用药所致的不愉快的心理及躯体反应。

二、药品不良反应的危害

药品是用于预防、治疗、诊断疾病,有目的的调节人体生理功能的物质,是人类健康必不可少的物质基础。任何一种药品,均具备防治作用和不良反应,人们使用药品的目的是防病治病,解除患者的痛苦。如果使用不当,不但达不到治疗的目的,还会因药物不良反应导致机体损害甚至危及生命,造成经济损失。

(一)对机体的危害

在人类医药史上,曾多次发生过严重的药害事件,有引起成千上万人用药致畸、致死的沉痛教训。1973年美国市售溶于二乙烯醇的磺胺药,用后造成100例儿童因急性肾衰而死亡。1961年前后,在原联邦德国及欧洲其他国家使用反应停治疗妊娠呕吐,在短短的2年时间内,出现2000多例"海豹肢"畸儿。1971年Herbst报道,母亲怀孕早期为保胎而服用己烯雌酚,结果引起她们的女儿发生阴道癌。在我国,过去由于人们对药物认知水平的不足,曾造成了许多严重的用药后果。例如:长期使用四环素类药物,药物与骨体成分形成稳定的螯合物造成"四环素"牙;另外,破坏了肠道共生菌群的平衡,导致"二重感染"。长期大剂量使用氨基糖苷类药物造成人体第八对脑神经损伤甚至永久性耳聋。氯霉素使用后造成骨髓抑制,导致再生障碍性贫血致死的例子屡有发生,其他较轻一些的不良反应如中枢反应、消化道症状等就更是不胜枚举。

(二)滥用抗菌药物带来的危害

抗菌药物是老百姓最熟悉,也是最容易被"滥用"的药品。然而说到"滥用",很多人其实并不清楚其中的含义。实际上,凡是超时、超量、不对症使用或者未严格规范使用抗菌药物,都属于滥用。一旦发生以上情况,就可能给患者带来危害。

1.大量使用抗菌药物会带来较强毒副作用,直接伤害身体,尤其是对儿童听力的损害。抗菌药物的毒副反应最严重的是过敏反应。研究表明,每种抗菌药物对人体均有不同程度的

伤害,比如链霉素、卡那霉素可引起眩晕、耳鸣、耳聋;庆大霉素、卡那霉素以及万古霉素可损害肾脏等。而耳朵对抗菌药物的不良反应最为敏感,比如链霉素、庆大霉素、卡那霉素最易影响耳朵毛细胞,使听力下降。

2.抗菌药物滥用会使细菌产生耐药性,使抗菌药物效果变差,甚至无效。抗菌药物用得太多,会让杀灭的细菌产生耐药性,细菌的这种耐药性也是可以相互传播的,细菌对某种抗菌药物耐药,同时可对其他抗菌药物耐药,而且耐药性还可以在不同的细菌、人体正常菌群与致病菌之间,通过耐药基因相互传播,使细菌耐药性复杂化。

3.抗菌药物用得过多过滥,会大量杀灭体内正常细菌,让致病菌乘虚而入,可以造成人的死亡。比如说人体肠道细菌,按一定的比例组合,各菌间互相制约,互相依存,在质和量上形成一种生态平衡,长期应用广谱抗菌药物,敏感肠菌被抑制,未被抑制的细菌乘机繁殖,从而引起菌群失调和一些维生素的缺乏,使身体抵抗力下降。人体内的细菌主要存于肠道中,有的细菌是帮助消化的,有的则是寄生菌,它们存在于皮肤、口咽部、耳朵眼,这些与外界相通的地方,它们是正常菌群,但在一定的条件下,这些寄生菌会变为致病菌。当体内菌群失调,一旦有身体某部位感染,就极易恶化,甚至可以致死。

(三)使用麻醉药品及精神药品成瘾

由于使用不当或者控制不严,致使中枢镇痛药、精神药品成瘾,给患者个人、家庭及社会带来严重后果。

(四)造成经济损失

随着社会的发展,如何安全、有效、合理的用药已成为社会关注的热点。临床上对药品的要求不仅局限于对疾病的治疗作用,同时也要求在治疗疾病的同时,所使用的药品应当尽可能少地出现不良反应。根据 WHO 报告,全球死亡人数中有近 1/7 的患者是死于不合理用药。在我国,据有关部门统计,药物不良反应在住院患者中的发生率约为 20%,1/4 是抗菌药物所致,我国每年因抗菌药物不良反应需要住院或延长住院时间的患者为 55.0~263.4 万人次,门诊中抗菌药物不良反应发生为 1473.8 万人次,抗菌药物不良反应导致约 15.0 万人死亡,每年用于抗菌药物不良反应处理费用为 29.1~139.3 亿元,导致社会生产力损失 3.4~16.2 亿元。

三、药品不良反应的发生原因及分类

药品是用于防病治病、康复保健的特殊商品,确保用药安全是关系人民健康的一件大事。对于中国这样一个拥有世界近四分之一人口的大国,随着新药品种的日益增多,人均用药率、群体用药频度和数量的不断上升,药品不良反应所引发的问题也将日益突出与严峻,对药源性疾病的治疗会导致医疗费用的大幅度上升,会使国家、单位和个人在经济上蒙受极大损失。因此,如何有效、及时地监测药品不良反应,并对其因果关系做出正确判断,为医务工作者临床决策及人民群众的用药决策提供最佳证据是十分关键的。

(一)药品不良反应发生的原因

几乎所有的药物都可引起不良反应,只是反应的程度和发生率不同。药品不良反应发生的原因有多种而且也比较复杂。

1.药物方面的原因

(1)药理作用:很多药物在应用一段时间后,由于其药理作用,可导致一些不良反应,例如,长期大量使用糖皮质激素能使毛细血管变性出血,以致皮肤、黏膜出现瘀点或瘀斑,同时出现肾腺上皮质功能亢进症。

(2)药物的杂质:药物生产中可能混入微量高分子杂质,亦常渗入赋形剂等,如胶囊的染料常会引起固定性皮疹。青霉素过敏反应是由制品中含微量青霉素烯酸、青霉素噻唑酸及青霉素聚合物等物质引起的。

(3)药物的污染:由于生产或保管不当,使药物污染,常可引起严重反应。

(4)药物的剂量:用药剂量过大,可发生中毒反应,甚至死亡。

(5)剂型的影响:同一药物可有不同剂型。由于制造工艺和用药方法的不同,往往影响药物的吸收与血中药物浓度,亦即生物利用度有所不同,如不注意掌握,有可能引起不良反应。

(6)药物的质量问题:同一组成的药物,可因厂家不同,制剂技术差别、杂质的除去率不同,而影响其不良反应的发生率。如氯贝丁酯中的不纯物对氯苯酚则是发生皮炎的原因,氨苄青霉素中的蛋白质则是发生药疹的原因等。

2.机体方面的原因

(1)种族差别:不同种族人群之间对药物的反应有相当大的差别。甲基多巴所诱发的溶血性贫血在不同种族间的发生率是不同的。如进行直接抗球蛋白试验时,服用此药的高加索人则15%出现阳性,而服用此药的印第安人和非洲人以及中国人都未发生阳性。解热消炎剂异丁苯酸在英国则多出现损伤,而在日本则比较少见。

(2)性别:在药物性皮炎中,男性发病者多于女性,其比率为3∶2。西咪替丁可引起男性乳房发育。保泰松和氯霉素导致的粒细胞缺乏症,妇女比男性高3倍,氯霉素引起的再生障碍性贫血则为2倍。据 Hurtwity 报告:不良反应男性发生率占7.3%(50/682),女性则为14.2%(68/478)。

(3)年龄:老年人、少年、儿童对药物反应与成年人不同。例如青霉素,成年人的半衰期为0.55小时,而老年人则为1小时。由于老年人血浆蛋白浓度减少,与药物结合的能力也就随之降低,如苯妥英钠与血浆蛋白的结合率较45岁以下的人低26%;小儿对中枢抑制药,影响水盐代谢及酸碱平衡的药物均较敏感。一般来讲,婴幼儿较成人易发生不良反应的原因有:药物代谢速度较成人慢,肾排泄较差,作用点上药物作用的感受性较高,且易进入人脑内等。据统计,不良反应发生率,60岁以下者为6.3%(42/667),而60岁以上者为15.4%(76/493),老年人使用洋地黄及利血平等尤应注意。

(4)个体差异:不同个体对同一剂量的相同药物有不同反应,这是正常的"生物学差异"现象。例如水杨酸钠,300例男性患者用水杨酸钠治疗,有2/3的患者在总量为6.5~13.0 g时发生不良反应,但在总量仅为3.25 g时,已有少数患者出现反应,也有个别患者在总量达30.0 g左右时才出现反应,引起反应的剂量在不同个体中相差可达10倍。有时,个体差异也可影响到药物作用的性质,例如巴比妥类药物在一般催眠剂量时,对大多数人可产生催眠作用,但对个别人不但没有催眠作用甚至会引起焦躁不安、不能入睡。吗啡也有类似情况,对个别人不表现抑制作用,而是兴奋作用。

(5)病理状态:病理状态能影响机体各项生理功能,因而也能影响药物作用。例如腹泻时,口服药的吸收差,作用小。肝肾功能减退时,可以显著延长或增强许多药物的作用,甚至引起中毒。

(6)血型:据报告,女性口服避孕药易引起血栓症,A 型较 O 型者多。

（7）营养状态：饮食的不平衡亦可影响药物的作用，如异烟肼引起的神经损伤，当处于维生素 B_6 缺乏状态时则较正常情况更严重。

3. 给药方法的影响

（1）误用、滥用：医护药人员处方配伍不当，患者滥用药物等均可发生不良反应。

（2）用药途径：给药途径不同，药物的吸收、分布也不一致，进而影响药物发挥作用的快慢、强弱及持续时间。例如静注直接进入血液循环，立即发生效应，较易发生不良反应，口服刺激性药物可引起恶心、呕吐等。

（3）用药持续时间：长期用药易发生不良反应，甚至发生蓄积作用而中毒。

（4）药物相互作用：联合用药不当，由于药物的相互作用，不良反应的发生率亦随之增高，据报告 5 种药并用的发生率为 4.2%，6～10 种为 7.4%，11～15 种为 24.2%，16～20 种为 40%，21 种以上达 45%。

（5）减药或停药：减药或停药也可引起不良反应，如治疗严重皮疹，突然停用糖皮质激素或减药过快时，会产生反跳现象。

4. 其他因素　另外其他许多因素可增加不良反应的发生，如联合用药、年龄、妊娠、某些疾病以及遗传因素等。疾病可以改变药物吸收、分布、代谢、排泄和机体对药物的反应。不同种族对药物的利用度不同，药效各异；遗传也可使某些人对一些药物特别敏感而致不良反应；精神—躯体相互作用也可能有影响，但很多方面目前还不甚明了。

（二）药品不良反应的分类

药品不良反应按照药理作用的关系可分为 A、B、C 三种类型：

1. A 类不良反应　A 类又称剂量相关性不良反应，由治疗药物或其代谢产物所引起，为其药理作用增强所致。特点是可以预测，常与剂量相关，减少用药剂量或者停止用药后，不适症状很快减轻或消失，发生率高，但死亡率低。属于 A 类不良反应的有副作用、毒性反应、后遗效应、首剂效应、撤药反应以及继发反应等。

（1）副作用：是指应用治疗剂量时出现的与治疗目的无关或不期待的反应。产生的主要原因是药物作用范围广，选择性低，属于药物固有的效用。在日常治疗中可经常出现，一般反应轻微，无需特殊治疗。例如常用的 M 胆碱受体阻断药阿托品，其用于治疗内脏绞痛时，可引起口干、心率加快等不适症状，停药后，上述症状可自行消失。

（2）毒性反应：俗话说"是药三分毒"，因患者个体差异，在应用正常剂量时可对患者器官组织造成损害，尤其在大剂量或长期治疗时更加容易发生，其危害性更大。例如氨基糖苷类药物新霉素、链霉素、庆大霉素、阿米卡星等，具备明显的耳毒性和肾毒性，可导致耳鸣、耳聋、蛋白尿和无尿症等，其中以新霉素发生率最高。国内一半以上的聋哑儿童有其母亲孕期或出生后有使用本类药物的用药记录。

（3）后遗效应：是指体内血药浓度降至最低有效浓度时，仍然具备生物效应。一般药物浓度降至最低有效浓度时，便不再显现以前的药理作用，但具备后遗效应的药品却恰恰相反。例如常用的镇静催眠药地西泮片，患者在晚间临睡时服用，到了次日早晨起床时，服用者会感觉精神不振，困乏无力等，原因便是如此。

（4）首剂效应：顾名思义，系指首次应用药物时产生的不适反应，反应较强烈，原因在于患者尚未对药物作用适应，进而引发比较强烈的不适症状。例如高血压患者采用哌唑嗪首次治疗时，可导致血压急剧下降，尤其在服后 0.5～2 h 最易发生严重的体位性低血压、眩晕、晕厥等症状。

（5）撤药反应：长期使用某种药物，机体对药物产生了适应性，一旦停药或减量过快使机体调节功能失调，而导致的功能紊乱、病情或者症状反跳、回升、疾病加重等现象，称为撤药反应。

（6）继发反应：是指药物治疗作用发挥后所引起的不良后果。如长期服用广谱抗生素后，肠内一些敏感的细菌被抑制或杀灭，使肠道菌群的共生平衡状态遭到破坏。而一些不敏感的细菌，如耐药葡萄球菌等大量繁殖，导到葡萄球菌性肠炎病等。

2.B类不良反应　B类又称与剂量不相关反应，常与用药者体质有关，常规毒理学筛选无法发现，一般情况下很难预测，发生率较A类低，但死亡率高，包括过敏反应和特异质反应两种类型。

（1）过敏反应：又称为变态反应，治疗药物作为抗原刺激患者机体产生非正常的免疫反应。发生反应的药物剂量可随时变化，发生时间不确定，严重程度不同，重者甚至可以致死。比如青霉素是治疗敏感菌所致各种感染的常用抗菌药物，但患者极易发生全身性过敏反应，表现为皮疹、哮喘发作、呼吸困难、严重者发生过敏性休克，一旦抢救不及时极易死亡。

（2）特异质反应：患者因先天性异常、代谢紊乱，应用某些药物时发生的有害反应。其不同于过敏反应，没有免疫机制参与。例如常见葡萄糖-6-磷酸脱氢酶缺陷者在服用抗疟药伯氨喹时，能与红细胞膜或某些巯基酶发生氧化作用而导致体内出血。

3.C类不良反应　C类潜伏期长，一般在长期用药后出现，时间关系不明确，也无法预测，其发病机制不清楚。可致畸、致癌、致突变。例如妊娠期妇女服用己烯雌酚保胎，生育的女婴到青春期后发现可患有阴道腺癌或子宫颈癌。1956年德国生产的镇静药沙利度胺应用于孕妇治疗，短短几年时间内多个国家出生了约万例短肢畸形胎儿，造成的后果可谓极其惨重。

四、药品不良反应的临床表现

药品不良反应包括副作用、毒性反应、后遗反应、变态反应、继发反应、过敏反应、致癌、致畸、致突变及特异性反应等，药品因其所含成分不同，所引起的不良反应不同，临床表现也不同。根据2014年国家药品不良反应监测年度报告，累及系统排名前三位的为皮肤及其附件损害（占27.8%）、胃肠系统损害（占26.3%）和全身性损害（占12.2%），前三位之和达66.3%。化学药、中成药累及系统前三位排序与总体一致，但生物制品累及系统前三位与总体有所不同，依次是皮肤及其附件损害、全身性损害和呼吸系统损害。注射剂型累及系统前三位与总体报告一致，分别是皮肤及其附件损害（占32.9%）、胃肠系统损害（占18.9%）、全身性损害（占14.6%）。口服制剂累及系统前三位为胃肠系统损害（占41.6%）、皮肤及其附件损害（占17.0%）、中枢及外周神经系统损害（12.2%）。化学药注射剂的不良反应表现多为皮疹、瘙痒、恶心、呕吐、胸闷、过敏反应、头晕、心悸、寒战以及发热等，化学药口服制剂的不良反应表现多为恶心、皮疹、呕吐、头晕、瘙痒、头痛、腹泻、腹痛、口干以及咳嗽等；中药注射剂的不良反应表现多为皮疹、瘙痒、胸闷、恶心、心悸、寒战、过敏反应、头晕、呕吐以及呼吸困难等，中成药口服制剂的不良反应表现多为恶心、腹泻、皮疹、呕吐、腹痛、瘙痒、头晕、胃不适、口干以及头痛等，具体临床表现如下：

（一）消化系统的毒性反应，最为常见

一些对胃肠黏膜或迷走神经感受器有刺激作用的药物均可引起胃肠道的毒性反应，如硫酸亚铁、制酸药、氨茶碱、氟尿嘧啶、甲氨蝶呤等可致消化道黏膜损害，引起口干、腹痛、消化不良、便血、恶心、呕吐等反应；阿司匹林、吲哚美辛、保泰松、氟灭酸、乙醇、呋塞米、甲磺丁脲、利血平、维生素 D 等可诱发十二指肠溃疡，导致出血，甚至可引起穿孔；氯丙嗪、抗组胺药、阿托品、东莨菪碱、安坦、美加明等可引起肠蠕动减慢甚至肠麻痹；苯乙双胍、胍乙啶、利血平、心得安、新斯的明等可引起腹泻等。

（二）肝脏毒性反应

肝脏为代谢的主要器官，也是药物解毒的主要脏器，药物在肝脏中可达较高浓度，大多数药物对肝脏都有损伤，重者可致肝炎、肝脂肪、肝坏死而危及生命。如氯丙嗪、安定、眠尔通、苯妥英钠、扑痫酮、三甲双酮、保泰松、水杨酸类、甲基多巴、烟酸、四环素、红霉素、磺胺类药、异烟肼、利福平、对氨水杨酸、氯喹、抗肿瘤药物等可不同程度地引起肝脏损伤、黄疸、肝细胞坏死。

（三）泌尿系统反应

对肾脏来说，抗菌药物中的卡那霉素、新霉素、杆菌肽、多黏菌素 B 的毒性较显著，卡那霉素可引起蛋白尿、血尿，长期大剂量应用可使肾功能减退；新霉素用药早期可出现蛋白尿和管型尿，尿中有红、白细胞，之后可出现氮质血症、少尿、尿毒症，病理变化显示肾小管变性坏死及细胞浸润；杆菌肽的毒性表现为蛋白尿、管型尿、血尿、糖尿、肾功能减退等，受损伤最显著的是肾小管；多黏菌素 B 大剂量应用可造成肾小管坏死，临床表现为肾小管和肾小球功能减退，出现蛋白尿、管型尿和血尿。庆大霉素的肾脏毒性较小，个别患者仅在剂量过大、疗程过长时出现蛋白尿及血尿，而且是可逆的；链霉素也可对肾脏造成轻度的损害；先锋霉素毒性较低，但在剂量过大时也可损害肾脏；此外，某些磺胺药因乙酰化结晶产物沉积而引起血尿、尿闭，还可导致间质性肾炎；非那西丁、保泰松以及氟灭酸等偶尔可引起血尿及肾小管坏死；抗肿瘤药物、利尿剂、新福林以及甲氧氟烷等也可引起肾损伤或者急性肾衰竭。

（四）神经系统反应

氯丙嗪及其衍生物以及利血平、氟哌啶醇、甲基多巴、碳酸锂、胃复安等可引起锥体外系反应；异烟肼、巴比妥类等可诱发惊厥；糖皮质激素、灭虫宁、阿的平、氯喹以及丁卡因等可引起癫痫发作；乙醇、巴比妥类、眠尔通、地西泮、氯丙嗪、奋乃静、苯妥英钠、氟尿嘧啶等可引起共济失调、眼球震颤以及复视；去甲肾上腺素、肾上腺素等可引起急性颅内血压升高以及血管剧烈收缩以致脑血管意外；异烟肼、呋喃唑酮、链霉素、卡那霉素、他巴唑、甲硝唑、吲哚美辛、肼苯哒嗪以及长春新碱等可诱发周围神经炎；氯霉素、异烟肼以及乙胺丁醇久用可引起视神经炎；引起听神经障碍者主要为耳毒性抗生素及奎宁、氯喹、水杨酸类等；双氢链霉素、新霉素、卡那霉素以及万古霉素等对耳蜗神经可造成损害，产生听力减退或者耳聋，该损害是进行性而不可逆的，停止用药后仍可持续加重，因此应用此类抗菌药物应特别慎重；链霉素、庆大霉素主要损害前庭神经，产生眩晕和平衡失调，一般是暂时性的，对听力的影响比双氢链霉素小；利血平、氯丙嗪、美加明等能引起精神抑郁；中枢兴奋药如咖啡因、氨茶碱、麻黄碱类等可引起焦虑情绪、精神不安。

（五）造血系统反应

抗肿瘤药物、氯霉素等可引起再生障碍性贫血，氯霉素引起再生障碍性贫血与剂量大小无关,且为不可逆性,死亡率很高;长期应用阿司匹林可导致缺铁性贫血;氯霉素、锑剂、磺胺类、安乃近、吲哚美辛、异烟肼等可引起粒细胞减少;抗肿瘤药物抑制骨髓功能而导致血小板减少。

（六）循环系统反应

过量使用强心苷类常引起心律失常,严重者可致死亡,奎尼丁可致心力衰竭;肾上腺素、去甲肾上腺素、异丙肾上腺素、麻黄素可引起心律失常;静脉注射大剂量钙剂可引起室性早搏、心室颤动以致停搏。

（七）其他毒性反应

如吗啡、可待因、哌替啶、巴比妥类、地西泮等可产生呼吸抑制;新霉素、卡那霉素、庆大霉素、链霉素等可引起呼吸肌麻痹;青霉素、磺胺药、氯丙嗪可引起过敏性肺炎,以及药物引起的皮炎、光敏性皮炎和固定性药疹等更属多见。

五、药品不良反应的防范措施

（一）认真学习法律、法规

熟练掌握《中华人民共和国药品管理法》《药品不良反应报告和监测管理办法》《处方管理办法》《抗菌药物临床应用指导原则》《抗菌药物临床应用管理办法》《中药注射剂临床使用基本原则》等法律法规,提高合理用药水平,降低不良反应的发生;认真执行药品不良反应报告制度,做到及时发现、及时治疗、及时上报,通过加强药品不良反应监测及评价分析,提高医务工作者对药品不良反应的警惕性,减少和预防严重不良反应的发生,为患者提供安全、有效的保障;加强 ADR 监测尤其是对婴幼儿及儿童、老年患者、特殊病理生理状态下患者的 ADR 监测;严格按照说明书用药,密切关注患者用药后 30 min 的身体变化。

（二）医疗机构切实管理好院内用药全过程

无论从处方到配制,再到使用,都要严格要求。医生开具处方,要认真研读药品的说明书,并严格按照《药典》和药品说明书要求的用药原则开具处方,避免不合理用药。护士在配制药品过程中也要规范,严格无菌操作。现在国内部分医院已建立了一定规模的输液配制中心,从而改善了输液配置环境,避免了因细菌内毒素而导致的输液反应。医疗机构和医务人员还应指导患者正确使用药品,以免产生不良后果。

（三）医务人员开方维度

临床医务人员应熟悉药品适应证、禁忌证、使用方法和注意事项等。在诊疗过程中详细询问患者的用药史、过敏史及家族遗传史等,注意特殊人群如妊娠妇女、儿童、老年人、肝肾功能不全者等用药的特殊性,需做皮试的药物一定要按照规定严格执行操作流程,选用药物要有明确指征,联合用药要注意配伍禁忌。开具处方应因人而异,注意剂量个体化,合理选择药物和剂量,制订完善的用药方案,同时对患者做好用药指导,让其了解相关情况,配合治疗。

（四）药品购进、储存和保管维度

医院应该从正规渠道购进合格药品,不能图便宜而置药品质量和患者生命安全于不顾。药库管理人员应该熟悉各种药品理化性质和稳定性质,了解外界因素对药品有效性及安全性的影响,从而采取严格的管理和调控措施,以保证药品质量,如设立普通药品库、特殊药品库、冷藏库、危险品库,按规定调节库房内温湿度（45%～75%）,建设有防潮、防霉、防虫、防鼠、防火等基础措施,定期养护,按药品特性采取分类管理方式。

(五)患者用药维度

患者自身要有正确的用药观念,比如不能一感觉身体不适就马上选择抗菌药物治疗,据最新研究发现,中国 2013 年抗菌药物用量达 16.2 万吨,占全球用量的一半,人均使用抗菌药物量是西方的 5 倍,导致超级细菌出现。滥用抗菌药物导致的药品不良反应产生的危害性有目共睹。平时不要盲目相信所谓的新药、特效药、进口药品、贵重药品,一味求大、求全以及求贵是不可取的,否则不但无法治愈疾病,反而容易导致药品不良反应,以致耽误或加重病情。需按照医生确定的治疗方案和健康指导,提高用药依从性。家中药品要妥善保管,要有专用橱柜存放,定期检查,一旦超过有效期应弃之,不能抱有能省则省,能用则用,满不在乎的想法。

药品不良反应监测和管理工作是一个全方面的综合管理。从药品生产、药品流通到药品使用,每一个环节都应引起足够的重视,严格要求,加强管理。同时要加强医生的继续教育,提高医生的医德和医疗水平,改变滥用输液、滥用抗菌药物等医疗陋习;要用正确的医药常识教育大众,不迷信药物,提升我们的医疗文化素养。只有这样才能更好地控制药品不良反应的发生,发挥药品治病救人、服务于大众的根本目的。

第二节 联合用药注意事项

一、联合用药概述

联合用药是为了达到治疗目的而采用的两种或两种以上药物同时或先后应用,其目的是为了更好地发挥药物间的协同作用,以获得最佳临床疗效;减少不良反应发生率或延缓耐药性的产生。但是,如果不了解药物理化性质、药理特性、药物相互作用,盲目滥联乱用,非但达不到预期目的,反可导致疗效降低、毒副作用增强、不良反应增加,甚至使患者病情加重,造成药源性急症而危及生命。因此,联合用药的合理性直接关系到治疗效果。

目前,临床药物治疗日趋复杂,多种药物联合应用已很普遍。研究结果显示,联用药物品种越多,药物相互作用所引起的不良反应发生率越高。联合用药既要考虑疗效,又要确保医疗安全,不能滥用药物。如何合理同时使用多种药物,保障疗效且将不良反应降到最低,是临床合理用药的重要课题之一。这就要求临床医生掌握临床联合用药的基本原则和注意事项,熟悉药物的药理作用、作用机制及不良反应等特性,结合临床实际,谨慎科学合理地进行药物配伍,制订联合用药方案,最大限度地提高药物的治疗效果,避免滥用药物,还应注意实行个体化给药,注意用药顺序,选择最适宜的给药方法、用药时间、次数以及药物剂量,避免配伍禁忌,以确保用药安全。

中药分为中药饮片、中成药和中药注射剂,在临床上被广泛使用,中西药物联合应用治疗疾病是我国临床用药的特色,这种用药方法拓展了临床用药的范围与空间,是中西医结合治疗的有效途径,临床用药过程中只要配伍合理,不仅能增强药物的疗效,缩短治疗周期,同时也可减少药物的不良反应。但因为对部分中药的活性成分和药物的作用机制不清楚,中西药随意联合应用,可能导致药物的疗效降低,药物的不良反应增加,甚至加重患者的病情,引起药源性疾病。因此正确合理联合应用中西药十分重要。

二、西药联合用药注意事项

(一)根据病情进行综合分析,权衡利弊

采用多药联合治疗方案时,首先要根据患者的病情、生理和病理状况及给药途径、剂量、疗程长短、药物相互作用等,进行综合分析,特别要注意个体差异及遗传特征等方面的影响。保证联合用药方案合理的前提是正确诊断、评估患者,明确用药目的。因此,应尽量认清患者疾病性质、病情严重程度、生理病理状态,了解和分析患者身体情况以及生活情况,包括患者的生理指标、生命体征、体检情况、当前病情及症状、体征、既往病史、生活环境、个人习惯、家庭情况、文化程度以及经济状况等,并据此确定当前用药所要解决的临床问题,从而选择合适的药物品种、剂型、剂量以及疗程,制订联合用药方案,如患有慢性肾功能不全的患者或者老年患者因肾脏功能的自然减退,在使用抗 G^+ 菌的万古霉素时如果患者需要使用脱水药时,应尽量避免使用甘露醇,因万古霉素和甘露醇都有肾损伤的副作用。

(二)要详细了解患者的用药史及过敏史

必须把患者既往用药史、不良反应史、过敏史作为制订联合用药方案不可缺少的部分而加以重视,详细了解患者的用药史,分析可能诱发不良反应的药物或其所含成分,避免重复使用含可疑成分的药品,以防类似不良反应的再次发生,如用药前应仔细询问过敏史,对过敏体质患者应慎用。如患者以往有对药物过敏史,因有黄疸需退黄时使用茵栀黄注射液,这时就要特别注意,因茵栀黄注射液主要成分有茵陈提取物、栀子提取物、黄芩甙提取物及金银花提取物。其中,金银花中主要的有效成分是绿原酸,而绿原酸是高致敏物质,因此,尽量避免使用。

(三)尽量兼顾增加疗效与减少不良反应

药物联合使用,可能会对改变某个药物的药代动力学或者药效学,继而对药物疗效和不良反应产生影响。药物联用时必须要注意药物之间的相互作用,在增强疗效和尽量减少不良反应中寻找最佳点,应充分注意药物的药理作用特点以及药物之间的相互作用和影响,选择作用部位不同、机制不同及不良反应各异的药物,以增强疗效,减少不良反应,对已知的有害或尚未肯定的联用,不要盲目联用。如可引起高钾血症的血管紧张素Ⅰ转化酶抑制药一般不与保钾利尿剂(如氨苯蝶啶)合用,因容易引起高血钾,以免出现高钾血症的危险;但血管紧张素Ⅰ转化酶抑制药可与排钾类利尿药(如氢氯噻嗪、氯噻嗪)及襻利尿药(如呋塞米、布美他尼、托拉塞米)联用以增加降压效果抵消高钾血症的风险。又如老年高血压患者,有肾功能损害伴有关节炎时应用非类固醇类抗炎药,若与抗高血压药血管紧张素Ⅰ转化酶抑制药联用时可发生高钾血症,并可加剧肾功能衰竭,所以降压药就可以改为钙拮抗药。

(四)尽量避免不必要的联合用药,精简用药

联合用药容易发生不良反应,甚至发生蓄积作用而中毒。有研究表明两种以上药物合用,不良反应的发生率为3.5%,6种以上药物合用,不良反应率为10%,15种以上药物合用,不良反应发生率为80%。因此,从用药安全角度,能够用一种药物治愈的就不要联用两种及以上药物。尤其是静脉给药中同瓶加药时,更要坚持"宁少勿多,宁精勿滥"的原则。如一例诊断为"重症感冒"治疗后死亡的中年女性患者,其注射用药为第一组:5%葡萄糖氯化钠注射液+注射用头孢拉定+穿琥宁注射液静脉滴注;第二组:10%葡萄糖氯化钠注射液+克林霉

素磷酸酯注射液＋利巴韦林注射液静脉滴注;第三组:安基比林巴比妥注射液＋马林呱注射液肌内注射。此死者药物的联用都有不合理之处。又如头孢曲松不能与含钙离子的药物同瓶注射,否则可引起至死性心脏损伤。因此,除非有一定的指征,否则应优先考虑用单种药物或少数几种药物进行联合治疗,以减少不良反应,避免药物滥用和浪费。

（五）注意药物之间的相互作用

在联合应用药物时,还应特别注意药物与药物之间的相互作用,避免药理性配伍禁忌、药物相互作用的配伍禁忌,以及理化性配伍禁忌,以避免降低疗效,引发毒副作用等。同时,在联合用药时,还应根据药物间的相互作用等,灵活调整用药的剂量,以获得最佳的配伍用药效果。

1.避免药理性配伍禁忌　药理性配伍禁,是指配伍药物中某些成分的药理作用可发生拮抗、协同、降低、丧失、改变其他药物成分的药理作用、增加其毒副作用或导致患者严重损害。如甲苯磺丁脲降糖作用可被氢氯噻嗪类药物拮抗。药理作用相互拮抗不宜配伍的药物包括,中枢兴奋剂和中枢抑制药(如氯丙嗪与麻黄等);升压药与降压药;扩瞳剂与缩瞳剂;泻药与止泻药;止血药与抗凝血药等。需特别注意的不合理配伍是增加毒性或药品不良反应的原因之一,如肝素钙与阿司匹林、非甾体抗炎药、右旋糖苷、双嘧达莫合用有增加出血的危险;氢溴酸山莨菪碱与哌替啶合用可增加毒性;甲氧氯普胺与吩噻嗪类抗精神病药合用可加重锥体外系反应;氨基糖苷类抗生素与依他尼酸、呋塞米和万古霉素合用增加耳毒性和肾毒性。联用时重复累加同一或类似药物,造成蓄积中毒或诱发毒副反应,例如吲哚美辛与阿司匹林联用可对胃肠道黏膜产生强烈刺激性,服用后会导致患者胃出血、穿孔等严重的不良后果。

2.避免理化性配伍禁忌　主要见于联用药物各成分在配伍时:①产生盐析、凝聚、助溶、挥发或改变pH值等物理变化,进而影响药物的吸收。例如甘露醇注射液为过饱和溶液,应单独滴注,如加入电解质如氯化钾、地塞米松,甘露醇会被盐析,产生结晶。②发生水解、分解、中和、沉淀、络合、氧化、还原、取代以及聚合等化学变化,使有效成分破坏或生成新物质与毒性物质,而改变、降低或丧失疗效,或增加、产生新的毒副作用。例如阿司匹林与碱类药物配成散剂,在潮湿时易引起分解;甘汞与碘化物、溴化物配伍可能生成剧毒的升汞或金属汞;维生素K类为一种弱氧化剂,若与还原剂维生素C配伍,则结构可被还原,从而失去止血作用;头孢他啶、头孢孟多注射剂中含有碳酸钠,与氯化钙、葡萄糖酸钙不能配伍,否则会生成沉淀。

3.避免药物相互作用的配伍禁忌　联用药物在体内吸收、分布、代谢、排泄过程中,改变酶活性,影响血药浓度和药物代谢,使其失去原药理作用,产生协同或拮抗等药理作用。例如抗酸药复方制剂(含有Ca^{2+}、Mg^{2+}、Al^{3+}等)与四环素类药物合用可形成难溶性的络合物而影响吸收,影响疗效;阿司匹林、依他尼酸、水合氯醛(有较强的血浆蛋白结合力)与口服磺酰脲类降糖药、抗凝血药、抗肿瘤药等合用,可使后三者的游离型药物增加,血浆药物浓度升高;肝药酶诱导剂(苯巴比妥、苯妥英钠、卡马西平、利福平)与经肝药酶代谢的其他药物合用,使后者代谢加快,应适当增加剂量;肝药酶抑制剂(咪唑类抗真菌药、大环内酯类抗生素、异烟肼、环孢素、西咪替丁)与经肝药酶代谢的其他药物合用,使后者代谢减慢,应适当减量,见表2-1。丙磺舒、阿司匹林、吲哚美辛、磺胺药与青霉素合用,可减少青霉素自肾小管的排泄,使青霉素排泄减慢,血浆药物浓度增高,血浆半衰期延长。

表 2-1　常见肝药酶的抑制剂、诱导剂和主要被其代谢的药物表

肝药酶	抑制剂	诱导剂	底物（主要被代谢药品）
CYP 1A2	阿昔洛韦、胺碘酮、阿扎那韦、咖啡因、西咪替丁、环丙沙星、依诺沙星、法莫替丁、氟他胺、利多卡因、洛美沙星、美西律、吗氯贝胺、诺氟沙星、氧氟沙星、奋乃静、普罗帕酮、罗匹尼罗、他克林、噻氯匹定、妥卡尼、维拉帕米	卡马西平、埃索美拉唑、灰黄霉素、胰岛素、兰索拉唑、莫雷西嗪、奥美拉唑、利福平、利托那韦	阿米替林、氯丙嗪、氧米帕明、氧氯平、度洛西汀、氟奋乃静、氟伏沙明、丙米嗪、奋乃静、普罗帕酮、雷美替胺、硫利达嗪、替沃噻吨、三氟拉嗪、咖啡因、环苯扎林、达卡巴嗪、厄罗替尼、氟他胺、利多卡因、美西律、萘普生、昂丹司琼、R-华法林、普萘洛尔、罗哌卡因、他克林、茶碱、替扎尼定、佐米曲普坦、奥氮平
CYP 3A4	胺碘酮、安普那韦、阿瑞匹坦、阿托那韦、西咪替丁、环丙沙星、克拉霉素、地尔硫、多西环素、依诺沙星、红霉素、氟康唑、氟伏沙明、伊马替尼、茚地那韦、伊曲康唑、酮康唑、咪康唑、奈法唑酮、利托那韦、沙喹那韦、泰利霉素、维拉帕米、伏立康唑	阿瑞匹坦（长期）、巴比妥类、波生坦、卡马西平、依法韦仑、非尔氨酯、糖皮质激素、莫达非尼、奈韦拉平、奥卡西平、苯妥英钠、苯巴比妥、扑米酮、依曲韦林、利福平、贯页连翘、吡格列酮、托吡酯（＞200mg/d）	阿普唑仑、阿米替林、阿立哌唑、丁螺环酮、卡马西平、西酞普兰、氯米帕明、氧氮平、地西泮、艾司唑仑、左匹克隆、氟丁汀、氟哌啶醇、咪达唑仑、萘法唑酮、匹莫齐特、喹硫平、利培酮、舍曲林、曲唑酮、扎来普隆、苄普地尔、齐拉西酮、唑吡坦、丁丙诺非、可卡因、芬太尼、氯胺酮、美沙酮、羟考酮、苯环利定、红霉素、罗红霉素、地红霉素、交沙霉素、克拉霉素、泰利霉素、酮康唑、氟康唑、咪康唑、伊曲康唑、卡马西平、乙琥胺、噻加宾、唑利沙酚、地洛他定、非索那定、氯雷他定、氟替卡松、沙美特罗、硝苯地平、尼群地平、尼莫地平、非洛地平、氨氯地平、左氨氯地平、拉西地平、乐卡地平、依拉地平、皮质激素类、去氧孕烯、炔雌醇、孕激素、长春新碱、阿瑞匹坦、埃索美拉唑、伊立替康、格拉司琼、那格列奈、奥美拉唑、吡格列酮、奎尼丁、西地那非、阿托伐他汀、普伐他汀、辛伐他汀、托特罗定
CYP 2B6	氯吡格雷、依法韦仑、氟丁汀、氟伏沙明、酮康唑、美金刚、奈非那韦、帕罗西汀、利托那韦、噻替哌、噻氯匹定	洛吡那韦、利托那韦、苯巴比妥、苯妥英钠、利福平	安非他酮、环磷酰胺、依法韦仑、异环磷酰胺、氯胺酮、哌替啶、美沙酮、丙泊酚、舍曲林、司来吉兰、他莫昔芬、甲睾酮
CYP 2C9	胺碘酮、阿那曲唑、西咪替丁、地拉韦啶、依法韦仑、非诺贝特、酮康唑、氟西汀、氟伏沙明、氟伐他汀、异烟肼、酮康唑、来氟米特、莫达非尼、舍曲林、磺胺甲恶唑、他莫昔芬、替尼泊苷、丙戊酸钠、伏立康唑、扎鲁司特、氟尿嘧啶、帕罗西汀、硝苯地平、尼卡地平	阿瑞匹坦（长期）、巴比妥类、波生坦、卡巴西平、利福平、地塞米松、利托那韦、贯页连翘（长期）	氟西汀、舍曲林、丙戊酸钠、塞来昔布、双氯芬酸、氟比洛芬、布洛芬、吲哚美辛、氟诺昔康、萘普生、吡罗昔康、舒洛芬、替诺昔康、氧磺丁脲、格列吡嗪、格列美脲、格列本脲、那格列奈、罗格列酮、甲苯磺丁脲、波生坦、坎地沙坦、氟伐他汀、厄贝沙坦、氯沙坦、苯妥英钠、他莫昔芬、S-华法林、托塞米
CYP 2C19	青蒿素、氯霉素、地拉韦啶、依法韦仑、埃索美拉唑、非尔氨酯、氟康唑、氟西汀、氟伏沙明、吲哚美辛、莫达非尼、奥美拉唑、口服避孕药、奥卡西平、噻氯匹定、伏立康唑、氟伐他汀、洛伐他汀、尼卡地平、扎鲁司特、丙戊酸钠、异烟肼、胺碘酮	银杏叶制剂、利福平、贯页连翘、利托那韦、依法韦仑、地塞米松	阿米替林、西酞普兰、氯米帕明、地西泮、艾斯西酞普兰、氟硝西泮、丙米嗪、氟西汀、吗氯贝胺、舍曲林、曲米帕明、美芬妥英、埃索美拉唑、兰索拉唑、奥美拉唑、潘托拉唑、雷贝拉唑、卡立普多、环磷酰胺、异环磷酰胺、奈非那韦、氯胍、R-华法林、普萘洛尔、甲苯磺西脲、伏立康唑、伊曲韦林、苯妥英钠、地西泮、多塞平、美沙酮、奋乃静、雷尼替丁、他莫昔芬

（续表）

肝药酶	抑制剂	诱导剂	底物（主要被代谢药品）
CYP 2D6	胺碘酮、阿米替林、安非他酮、塞来昔布、氯苯那敏、氯丙嗪、西咪替丁、西酞普兰、氯米帕明、地昔帕明、苯海拉明、多塞平、度洛西汀、氟哌啶醇、羟嗪、丙咪嗪、美沙酮、甲氧氯普胺、吗氯贝胺、帕罗西汀、普罗帕酮、奎尼丁、奎宁、利托那韦、舍曲林、特比萘芬、硫利达嗪、噻氯匹定	利福平、苯妥英钠、苯巴比妥、卡马西平	苯丙胺、阿米替林、阿立哌唑、托莫西汀、苯扎托品、氯丙嗪、氯米帕明、地昔帕明、多虑平、杜洛西汀、氟西汀、氟伏沙明、氟哌啶酮、丙咪嗪、去甲替林、帕罗西汀、奋乃静、利培酮、舍曲林、硫利达嗪、文拉法辛、氯苯那敏、羟嗪、卡维地洛、美托洛尔、普萘洛尔、噻吗洛尔、可待因、氢可酮、羟考酮、曲马多、多拉司琼、多柔比星、恩卡尼、甲氧氯普胺、美西律、普罗帕酮、雷尼替丁、他莫昔芬、托特罗定、托烷司琼、珠氯噻醇、右美沙芬、文拉法辛

（六）注意有无临床意义的联合用药

1. 药物相互作用是双向的，既可能产生对患者有益的结果，使疗效协同或毒性降低；也可能产生对患者有害的结果，使疗效降低和毒性增强。临床实践中任何两种药物都可能有机会联合应用，而事实上很大部分药物之间的相互作用、联用后可能的反应无相关研究资料或临床报道。另外，绝大部分药物相互作用仅限于两种药物之间，但在治疗疾病过程中更多地涉及多种药物联合应用，例如治疗心血管、肿瘤等疾病以及静脉营养支持时多种药物并用，其中的相互作用，尚研究不够，极需引起重视。因此，应重点注意有临床意义的合并用药。

2. 根据合并用药的临床意义，应重点注意三个方面的相互作用：涉及药效或毒性的协同与拮抗；竞争同一作用部位或血浆蛋白结合部位；影响药酶活性而改变药物的血浓度。有文献指出有临床意义的联合用药包括以下几类：

（1）作用相同或近似的药物，或处理某一疾病或症状时，易同时先后使用的药物。

（2）作用相拮抗的药物，或为了提高疗效与减少不良作用，可能有预见地并用的药物。

（3）并用时可引起严重不良反应的药物。

（4）较易遇到的正确或错误的合并用药。

（5）治疗药物中毒时，涉及药物相互作用的有关药物。

（6）可能掩盖药物不良反应的合并用药。

（7）疑问或争论较多的合并用药。

（8）中药与西药的合并应用。

（9）影响检验结果准确性的药物。

（七）考虑药物的相互作用，灵活调整剂量

在联合用药方案中合用药理效应相似的药物时，一般可减少用量，以免作用过强而致不良反应；合用药物宜选择单种成分的药物，避免使用剂量固定的复方成药，以免妨碍灵活调整剂量及观察反应。由于药物相互作用影响体内分布、代谢、排泄，药物浓度发生改变，应注意根据具体情况调整药物剂量。例如阿托品和碘解磷定治疗有机磷中毒，有互补作用，可减少阿托品用量和不良反应，提高治疗有机磷中毒的疗效；多巴胺与单胺氧化酶抑制剂同用，可延长及加强多巴胺的效应，已知合并药物是通过单胺氧化酶代谢，在给多巴胺前2～3周曾接受单胺氧化酶抑制剂的患者，初量至少减到常用剂量的1/10。

第三节 抗菌药物临床应用的基本原则和注意事项

感染性疾病是危害人类健康的重要疾患之一,是众多疾病终末期导致患者死亡的重要原因。抗菌药物在感染性疾病中显示出了良好的疗效,成了临床应用最广泛的药物之一。与此同时,由于其不合理使用造成的不良后果也相应增加,细菌耐药形势严峻,患者治疗失败,医疗资源浪费以及给患者健康造成重大损害,甚至致残致死。合理使用抗菌药物是提高抗感染疗效,降低不良反应发生率以及减少或延缓细菌耐药发生的关键。抗菌药物临床应用是否合理,基于两个:有无抗菌药物应用指征;选用的品种及给药方案是否适宜。接下来,我们将分别从抗菌药物的治疗性应用的基本原则,抗菌药物的预防性应用的基本原则,抗菌药物在病理、生理状况患者中应用的基本原则,应用抗菌药物治疗过程中需加强综合治疗措施,应用抗菌药物治疗无效时的处理措施,抗菌药物的不良反应等多方面谈谈抗菌药物的合理使用。

一、抗菌药物治疗性应用的基本原则

临床诊断为细菌、真菌感染,包括由结核分枝杆菌、非结核分枝杆菌、支原体、衣原体、螺旋体、立克次体及部分原虫等病原微生物所引起的感染均为治疗性应用抗菌药物的指证。治疗性使用抗菌药物时需注意把握以下基本原则:

(一)严格把握适应证

我们需要结合患者的症状、体征、实验室检查或放射、超声等影像学结果,对患者的感染进行定位与定性,即何系统、何器官、何部位发生的感染,由何种致病原引起及其对药物的敏感、耐药状况。当缺乏细菌及上述病原微生物感染的临床或实验室证据以及病毒性感染者,感染性诊断不能成立,均无应用抗菌药物的指征。

我们通常结合患者的临床症状、体征对感染部位进行初步的定位,除了发热、畏寒等感染的共同表现外,患者出现的系统感染征象往往能更敏感地提示感染的部位。例如,皮肤局部红、肿、热、痛提示皮肤软组织感染;咳嗽、咳痰、肺部出现细湿啰音提示呼吸系统感染;伴明显胸痛、胸膜刺激征提示胸膜炎;心脏瓣膜区杂音提示感染性心内膜炎;尿频、尿急、尿痛等尿路刺激征提示有下尿路感染,而伴明显腰痛、发热、畏寒常提示上尿路感染;腹痛、腹泻、呕吐提示消化道感染,腹泻次数不很多,便量大、稀,脐周阵发痛常提示小肠炎症,而腹泻次数多、便量少、带黏液或脓血,甚至有里急后重,常为结肠炎症;当患者有高热、畏寒、寒战、血象改变等严重感染的表现,而缺乏系统感染征象,或者具备波及多系统病变表现时,应考虑血流感染的可能。

此外,某些疑难病例的感染表现并不典型,这时需借助实验室检查及相应辅助诊断技术以明确感染部位,例如三大常规、X 射线、B 超检查、CT、MRI 等。必须强调,认真的询问病史和全面、规范的体格检查仍是明确诊断最基本的手段。

(二)尽早查明感染病原,根据病原种类及药物敏感试验结果选用抗菌药物

临床诊断为细菌性感染的患者,在明确感染部位后,应在开始抗菌治疗前,及时留取相应的合格标本(重视采集血液、脑脊液、胸腔积液、关节液等无菌部位标本)送病原学检测,以尽早明确病原菌和药敏结果,并据此调整抗菌药物治疗方案。为提高标本阳性率,需把握以下几点:尽量在抗菌药物使用前采集标本,特别是已使用过抗菌药物及正在使用抗菌药物的患者;血培养最好是寒战时、高热前,同时要防止等待而延误时机,多次送血培养可提高感染性心内膜炎、血流感染的病原菌检出率;痰培养无须等到第 2 天早晨留取,新患者入院时有明显

咳嗽、咳痰，或查房时发现患者有必要留取痰标本，清洁口腔后，鼓励深咳嗽，即留即送；尿培养以晨尿为佳，视不同情况也可白天留取应清洗、消毒外尿道后留取中段尿，留置导尿患者应无菌操作，用注射器穿刺导尿管取尿液做培养；其他标本均应及时留取。标本采集后应及时送检，分离和鉴定出病原菌后，需作细菌药物敏感度试验（药敏试验），抗菌药物品种的选用，原则上应参考药敏试验结果，区分定植菌、污染菌、致病菌针对性使用抗感染方案。

（三）抗菌药物的经验治疗原则

感染性疾病患者，在未获知病原培养结果前，或无法获取培养标本时，应综合患者的感染部位、基础疾病、发病情况、发病场所、既往抗菌药物用药史及其治疗反应，并结合当地细菌耐药性监测数据，推测可能的病原体以及病原体耐药情况，同时参考国家卫计委《抗菌药物临床应用指导原则（2015年版）》"感染性疾病的治疗指南"的推荐方案，给予抗菌药物经验治疗。特别是在处理严重感染时，应在临床诊断基础上预测可能的病原菌种类，并立即开始经验治疗，不必等待病原检查和药敏试验结果。治疗3～5d后，应结合病原学检测及药敏结果，以及之前的治疗反应考虑是否调整用药方案；对培养结果为阴性的患者，应根据经验治疗的效果和患者情况采取进一步诊疗措施。

（四）结合药物的适应证、抗菌活性、药代动力学和不良反应特点选择用药

各种抗菌药物在适应证、抗菌活性、药代动力学（Pharmaco kinetic，PK），药效学（pharmaro dynamics，PD），不良反应等方面存在着许多差异，因此各有其不同的临床适应证，即使是同类（如青霉素类、头孢菌素类、喹诺酮类等）或同代（如头孢菌素类等）药物之间也不宜彼此混用或换用。临床医师选用抗菌药物时应综合考虑各方面因素，了解细菌耐药变迁、不良反应等的详细情况，这对新上市的品种尤为重要。药敏结果获知后是否调整用药，仍应以经验治疗后的临床效果为主要依据。

临床上无指征或指征不强的用药例子很多，如以第三代头孢菌素（对金葡菌的作用不如第一代）治疗严重金葡菌感染；以第三代头孢菌素、氨基糖苷类（对引起社区获得性呼吸道感染的链球菌属作用不强）作为治疗急性呼吸道感染的门、急诊第一线用药等。

（五）综合患者病情、病原菌种类及抗菌药物特点制订抗菌治疗方案

临床医师在制订抗菌治疗方案时需综合考虑患者的生理、病理情况，感染部位，感染严重程度以及感染的病原菌耐药情况，及抗菌药物的PK/PD参数。在制订抗菌药物治疗方案时应遵循下列原则：

1.品种选择正确　应根据病原菌种类及药敏试验结果、当地耐药状况尽可能选择针对性强、窄谱、安全以及价格适当的抗菌药物。对轻度与局部感染患者应首先选用非限制使用级抗菌药物进行治疗；严重感染、免疫功能低下者合并感染或病原菌只对限制使用级或特殊使用级抗菌药物敏感时，可选用限制使用级或特殊使用级抗菌药物治疗。

2.给药剂量适宜　一般按各种抗菌药物说明书收载的治疗剂量范围给药，如治疗重症感染（如血流感染、感染性心内膜炎、耐药菌感染等）和抗菌药物不易达到的部位的感染（如中枢神经系统感染等），抗菌药物剂量宜较大（治疗剂量范围上限或者超过）；而治疗单纯性下尿路感染时，由于多数药物尿药浓度远高于血药浓度，则可应用较小剂量（治疗剂量范围底限）。

3.给药途径恰当　对于轻、中度感染的大多数患者，可选择口服吸收良好的抗菌药物品种给药。仅在下列情况中可先予以注射给药：①不能口服或不能耐受口服给药的患者（如吞咽困难的患者）；②患者存在明显可能影响口服药物吸收的情况（如呕吐、严重腹泻、胃肠道病变或肠道吸收功能障碍等）；③患者对口服治疗的依从性差；④感染严重、病情进展迅速，需在

感染组织或体液中迅速达到高药物浓度以达杀菌作用者(如感染性心内膜炎、化脓性脑膜炎、重症肺炎患者等);⑤所选药物有合适抗菌谱,但无口服剂型。肌内注射不宜用于重症感染者。接受注射用药的患者病情好转后应及早、酌情转为口服给药。

尽量避免抗菌药物的局部应用,仅限于眼部及耳部感染;全身给药后加用局部给药作为辅助治疗(如治疗中枢神经系统感染时某些药物可同时鞘内给药,包裹性厚壁脓肿脓腔内注入抗菌药物等);某些皮肤表层及口腔、阴道等黏膜表面的感染:局部用药宜采用刺激性小、不易吸收、不易导致耐药性和过敏反应的抗菌药物,应避免将主要供全身应用的药品作局部用药,青霉素类、头孢菌素类等较易产生过敏反应的药物也不可局部应用。氨基糖苷类等耳毒性药不可局部滴耳。

4.给药频次准确　抗菌药物根据 PK/PD 特点,分为时间依赖性抗菌药和浓度依赖性抗菌药。因此,为保证药物在体内能发挥最大药效,杀灭感染灶病原菌,在使用 β-内酰胺类、红霉素、克林霉素等时间依赖性抗菌药,应严格按时间间隔给药,一般为每 6、8、12 h 一次,不应一次给药。而在使用氟喹诺酮类和氨基糖苷类等浓度依赖性抗菌药,在安全剂量范围内,可一日给药一次。

5.疗程足够　抗菌药物疗程因感染不同而异,一般宜用至体温正常、症状消退 72～96 h,有局部病灶者需用药至感染灶控制或完全消散。但血流感染、感染性心内膜炎、化脓性脑膜炎、伤寒、布鲁菌病、骨髓炎、B组链球菌咽炎和扁桃体炎、侵袭性真菌病、结核病等需较长的疗程方能彻底治愈,并减少或防止复发。

6.严格把握抗菌药物联合应用的指证　单一药物可有效控制的感染不需联合用药,仅在下列情况中可联合用药:①病原菌尚未查明的严重感染。②单一抗菌药物不能控制的严重感染,需氧菌及厌氧菌混合感染,2 种及以上复数菌感染,以及多重耐药菌或泛耐药菌感染。③需长疗程治疗,但病原菌易对某些抗菌药物产生耐药性的感染,如某些侵袭性真菌病;或病原菌含有不同生长特点的菌群,需要应用不同抗菌机制的药物联合使用,如结核和非结核分枝杆菌。④毒性较大的抗菌药物,联合用药时剂量可适当减少,但需有临床资料证明其同样有效。如两性霉素 B 与氟胞嘧啶联合治疗隐球菌脑膜炎时,前者的剂量可适当减少,以减少其毒性反应。

联合用药时宜选用具备协同或相加作用的药物联合,如 β-内酰胺类与氨基糖苷类、氟喹诺酮类联合;通常采用两种药物联合,三种及三种以上药物联合仅适用于个别情况,如结核病的治疗。此外必须注意联合用药后药物不良反应亦可能增加。

二、抗菌药物预防性应用的基本原则

据报道,在我国 2011 年抗菌药物专项整治之前,许多医院抗菌药物使用率高达 95% 以上,而美国只有 40%,抗菌药物使用率最低的北欧,甚至只有 20%,这其中,预防用药占抗菌药物临床应用总量的相当比例。在内科(包括儿科)领域中,抗菌药物大多用以预防肺部细菌性并发症,或用于病毒性感染,如流感或上呼吸道感染等,以防止继发细菌感染。发热、昏迷、休克、心力衰竭等患者普遍采用抗菌药物预防感染,采用肾上腺皮质激素者也常同时应用抗菌药物。而在外科领域,抗菌药物大多用于围术期的预防,有很多甚至用于无任何危险因素的清洁切口中。事实上,盲目的、无指证的预防性使用抗菌药物,有可能增加细菌耐药率,提升并发感染风险。

（一）非手术患者抗菌药物的预防用药

非手术患者抗菌药物的预防用药主要是为了预防特定病原菌所致的或者特定人群可能发生的感染。应用的基本原则包括：

1.用于尚无细菌感染征象但暴露于致病菌感染的高危人群。

2.应基于循证医学证据把握预防用药适应证和抗菌药物的选择。

3.应针对一种或两种最可能细菌的感染进行预防用药，不宜盲目地选用广谱抗菌药或多药联合预防多种细菌多部位感染。

4.应限于针对某一段特定时间内可能发生的感染，而非任何时间可能发生的感染。

5.应积极纠正导致感染风险增加的原发疾病或基础状况。可以治愈或纠正者，预防用药价值较大；原发疾病不能治愈或纠正者，药物预防效果有限，应权衡利弊决定是否预防用药。

6.以下情况原则上不应预防使用抗菌药物：普通感冒、麻疹以及水痘等病毒性疾病；昏迷、休克、中毒、心力衰竭、肿瘤、应用肾上腺皮质激素等患者；留置导尿管、留置深静脉导管以及建立人工气道（包括气管插管或者气管切口）患者。

在某些细菌性感染的高危人群中，是有指征预防性使用抗菌药物的，这些预防对象和推荐预防方案详见《2015年版抗菌药物指导原则》。如感染性心内膜炎高危患者在接受牙齿或口腔操作前，可以预防性给予口服阿莫西林、氨苄西林，如患者青霉素过敏可予克林霉素；脾切除术后的儿童应定期接种肺炎链球菌、B型流感嗜血杆菌疫苗和四价脑膜炎奈瑟菌疫苗，同时5岁以下的儿童应每日口服阿莫西林或青霉素Ⅴ，直到满5岁；而5岁以上儿童，应每日口服青霉素至少1年。此外，严重中性粒细胞缺乏（ANC≤$0.1×10^9$/L）持续时间超过7 d的高危患者和实体器官移植患者及造血干细胞移植患者，在某些情况下也有预防用抗菌药物的指征，但由于涉及患者基础疾病、免疫功能状态、免疫抑制剂等药物治疗史等诸多复杂因素，其预防用药指征及方案需参阅相关专题文献。

（二）围手术期抗菌药物的预防性应用

1.围手术期预防用抗菌药物的基本原则　围手术期预防用抗菌药物的主要目的是为了预防手术部位感染，包括浅表切口感染、深部切口感染和手术所涉及的器官/腔隙感染，但不包括与手术无直接关系的、术后可能发生的其他部位感染围手术期抗菌药物预防用药，应根据手术切口类别、手术创伤程度、可能的污染细菌种类、手术持续时间、感染发生机会和后果严重程度、抗菌药物预防效果的循证医学证据、对细菌耐药性的影响和经济学评估等因素，综合考虑决定是否预防用抗菌药物。应特别注意，抗菌药物的预防性应用并不能代替严格的消毒、灭菌技术和精细的无菌操作，也不能代替术中保温和血糖控制等其他预防措施。

目前，我国在病案首页中将手术切口分为Ⅰ类、Ⅱ类、Ⅲ类，其Ⅰ类与本文中Ⅰ类同，Ⅱ类相当于本文中Ⅱ类、Ⅲ类，Ⅲ类相当于本文中Ⅳ类。病案首页中0类系指体表无切口或经人体自然腔道进行的操作以及经皮腔镜操作，其预防用药详见《2015年版抗菌药物指导原则》。如经皮椎间盘摘除术及臭氧、激光消融术建议使用第一代、第二代头孢菌素。

（1）清洁手术（Ⅰ类切口）：手术脏器为人体无菌部位，局部无炎症、无损伤，也不涉及呼吸道、消化道、泌尿生殖道等人体与外界相通的器官。手术部位无污染，通常不需预防用抗菌药物。但在下列情况时可考虑预防用药：①手术范围大、手术时间长、污染机会增加；②手术涉及重要脏器，一旦发生感染将造成严重后果者，如头颅手术、心脏手术等；③异物植入手术，如人工心瓣膜植入、永久性心脏起搏器放置、人工关节置换等；④有感染高危因素如高龄、糖尿病、免疫功能低下(尤其是接受器官移植者)、营养不良等患者。

(2)清洁-污染手术(Ⅱ类切口):手术部位存在大量人体寄殖菌群、如上、下呼吸道,上、下消化道,泌尿生殖道手术,或者经以上器官的手术,如经口咽部手术、胆道手术、子宫全切除术、经直肠前列腺手术,以及开放性骨折或创伤手术等手术时可能污染手术部位引致感染,故此类手术通常需预防用抗菌药物。

(3)污染手术(Ⅲ类切口):已造成手术部位严重污染的手术,包括手术涉及急性炎症但未化脓区域;胃肠道内容物有明显溢出污染;新鲜开放性创伤但未经及时扩创;无菌技术有明显缺陷如开胸、心脏按压者,此类手术通常需预防用抗菌药物。

(4)污秽-感染手术(Ⅳ类切口):有失活组织的陈旧创伤手术;已有临床感染或脏器穿孔的手术在手术前即已开始治疗性应用抗菌药物,术中、术后继续,此不属预防应用范畴。

2.抗菌药物品种选择 围手术期抗菌药物品种选择应遵循以下原则:

(1)应根据手术切口类别,选用对可能的污染菌针对性强、有充分的预防有效的循证医学证据、安全、使用方便及价格适当的药品。详见表2-2。

表2-2 抗菌药物在围手术期预防应用的药品选择

手术名称	切口类别	可能的污染菌	抗菌药品选择
脑外科手术(清洁,无植入物)	Ⅰ	金黄色葡萄球菌,凝固酶阴性葡萄球菌	第一代、第二代头孢菌素,MRSA感染高危患者可用(去甲)万古霉素
脑外科手术(经鼻窦、鼻腔、口腔、咽喉部手术)	Ⅱ	金黄色葡萄球菌,链球菌属,口咽部厌氧菌(如消化链球菌)	第一代、第二代头孢菌素±甲硝唑,或克林霉素+庆大霉素
脑脊液分流术	Ⅰ	金黄色葡萄球菌,凝固酶阴性葡萄球菌	第一代、第二代头孢菌素,MRSA感染高危患者可用(去甲)万古霉素
脊髓手术	Ⅰ	金黄色葡萄球菌,凝固酶阴性葡萄球菌	第一代、第二代头孢菌素
眼科手术(如白内障、青光眼或角膜移植,泪囊手术、眼穿通伤)	Ⅰ、Ⅱ	金黄色葡萄球菌,凝固酶阴性葡萄球菌	局部应用妥布霉素或左氧氟沙星等
头颈部手术(恶性肿瘤,不经口、咽部黏膜)	Ⅰ	金黄色葡萄球菌,凝固酶阴性葡萄球菌	第一代、第二代头孢菌素
头颈部手术(经口、咽部黏膜)	Ⅱ	金黄色葡萄球菌,链球菌属,口咽部厌氧菌(如消化链球菌)	第一代、第二代头孢菌素±甲硝唑,或克林霉素+庆大霉素
颌面外科(下颌骨折切开复位或内固定,面部整形术有移植物手术,正颌手术)	Ⅰ	金黄色葡萄球菌,凝固酶阴性葡萄球菌	第一代、第二代头孢菌素
耳鼻喉科(复杂性鼻中隔鼻成形术,包括移植)	Ⅱ	金黄色葡萄球菌,凝固酶阴性葡萄球菌	第一代、第二代头孢菌素
乳腺手术(乳腺癌、乳房成形术,有植入物如乳房重建术)	Ⅰ	金黄色葡萄球菌,凝固酶阴性葡萄球菌,链球菌属	第一代、第二代头孢菌素
胸外科手术(食管、肺)	Ⅱ	金黄色葡萄球菌,凝固酶阴性葡萄球菌,肺炎链球菌,革兰阴性杆菌	第一代、第二代头孢菌素
心血管手术(腹主动脉重建、下肢手术切口涉及腹股沟、任何血管手术植入人工假体或异物,心脏手术、安装永久性心脏起搏器)	Ⅰ	金黄色葡萄球菌,凝固酶阴性葡萄球菌	第一代、第二代头孢菌素,MRSA感染高危患者可用(去甲)万古霉素

（续表）

手术名称	切口类别	可能的污染菌	抗菌药品选择
肝、胆系统及胰腺手术	Ⅱ、Ⅲ	革兰阴性杆菌,厌氧菌(如脆弱拟杆菌)	第一代、第二代头孢菌素或头孢曲松±甲硝唑,或头霉素类
胃、十二指肠、小肠手术	Ⅱ、Ⅲ	革兰阴性杆菌,链球菌属,口腔、咽喉部厌氧菌(如消化链球菌)	第一代、第二代头孢菌素,或头霉素类
结肠、直肠、阑尾手术	Ⅱ、Ⅲ	革兰阴性杆菌,厌氧菌(如脆弱拟杆菌)	第一代、第二代头孢菌素±甲硝唑,或头霉素类,或头孢曲松±甲硝唑
经直肠前列腺活检	Ⅱ	革兰阴性杆菌	氟喹诺酮类
泌尿外科手术:进入泌尿道或经阴道的手术(经尿道膀胱肿瘤或前列腺切除术、异体植入及取出,切开造口、支架的植入及取出)及经皮肾镜手术	Ⅱ	革兰阴性杆菌	第一代、第二代头孢菌素,或氟喹诺酮类
泌尿外科手术:涉及肠道的手术	Ⅱ	革兰阴性杆菌,厌氧菌	第一代、第二代头孢菌素,或氨基糖苷类＋甲硝唑
有假体植入的泌尿系统手术	Ⅱ	葡萄球菌属,革兰阴性杆菌	第一代、第二代头孢菌素＋氨基糖苷类,或万古霉素
经阴道或经腹腔子宫切除术	Ⅱ	革兰阴性杆菌,肠球菌属,B组链球菌,厌氧菌	第一代、第二代头孢菌素(经阴道手术加用甲硝唑),或头霉素类
腹腔镜子宫肌瘤剔除术(使用举宫器)	Ⅱ	革兰阴性杆菌,肠球菌属,B组链球菌,厌氧菌	第一代、第二代头孢菌素±甲硝唑,或头霉素类
羊膜早破或剖宫产术	Ⅱ	革兰阴性杆菌,肠球菌属,B组链球菌,厌氧菌	第一代、第二代头孢菌素±甲硝唑
人工流产-刮宫术引产术	Ⅱ	革兰阴性杆菌,肠球菌属,链球菌,厌氧菌(如脆弱拟杆菌)	第一代、第二代头孢菌素±甲硝唑,或多西环素
会阴撕裂修补术	Ⅱ、Ⅲ	革兰阴性杆菌,肠球菌属,链球菌属,厌氧菌(如脆弱拟杆菌)	第一代、第二代头孢菌素±甲硝唑
皮瓣转移术(游离或带蒂)或植皮术	Ⅱ	金黄色葡萄球菌,凝固酶阴性葡萄球菌,链球菌属,革兰阴性菌	第一代、第二代头孢菌素
关节置换成形术、截骨、骨内固定术、腔隙植骨术、脊柱术(应用或不用植入物、内固定物)	Ⅰ	金黄色葡萄球菌,凝固酶阴性葡萄球菌,链球菌属	第一代、第二代头孢菌素,MRSA感染高危患者可用(去甲)万古霉素
外固定架植入术	Ⅱ	金黄色葡萄球菌,凝固酶阴性葡萄球菌,链球菌属	第一代、第二代头孢菌素
截肢术	Ⅰ、Ⅱ	金黄色葡萄球菌,凝固酶阴性葡萄球菌,链球菌属,革兰阴性菌,厌氧菌	第一代、第二代头孢菌素±甲硝唑
开放骨折内固定术	Ⅱ	金黄色葡萄球菌,凝固酶阴性葡萄球菌,链球菌属,革兰阴性菌,厌氧菌	第一代、第二代头孢菌素±甲硝唑

注:表中"±"是指两种及两种以上药物可联合应用,或者可不联合应用。

（2）预防用药应针对手术路径中可能存在的污染菌，如心血管、头颈、胸腹壁、四肢软组织手术和骨科手术等经皮肤的手术，通常选择针对金黄色葡萄球菌的抗菌药物。结肠、直肠和盆腔手术，应选用针对肠道革兰阴性菌和脆弱拟杆菌等厌氧菌的抗菌药物。

（3）应尽量选择单一抗菌药物预防用药，避免不必要的联合使用，不应随意选用广谱抗菌药物作为围手术期预防用药，应严格控制氟喹诺酮类药物作为外科围手术期预防用药。

（4）根据循证医学证据，第一代头孢菌素主要为头孢唑啉，第二代头孢菌素主要为头孢呋辛。头孢菌素过敏者，针对革兰阳性菌可用万古霉素、去甲万古霉素、克林霉素；针对革兰阴性杆菌可用氨曲南、磷霉素或氨基糖苷类。胃十二指肠手术、肝胆系统手术、结肠和直肠手术、阑尾手术、Ⅱ类或Ⅲ类切口的妇产科手术，如果患者对 β-内酰胺类抗菌药物过敏，可用克林霉素＋氨基糖苷类，或者氨基糖苷类＋甲硝唑。

（5）对某些手术部位感染会引起严重后果者，如心脏人工瓣膜置换术、人工关节置换术等，若术前发现有耐甲氧西林金黄色葡萄球菌（MRSA）定植的可能或者该机构 MRSA 发生率高，可选用万古霉素、去甲万古霉素预防感染，但应严格控制用药持续时间。

3. 给药方案

（1）给药方法：大部分为静脉输注，仅有少数为口服给药。静脉输注应在皮肤、黏膜切开前 0.5～1 h 内或麻醉开始时给药，在输注完毕后开始手术，以保证手术部位暴露时局部组织中抗菌药物已达到足以杀灭手术过程中沾染细菌的药物浓度。万古霉素或氟喹诺酮类等由于需输注较长时间，应在手术前 1～2 h 开始给药。

（2）预防用药维持时间：抗菌药物的有效覆盖时间应包括整个手术过程。手术时间较短（<2 h）的清洁手术术前给药一次即可。如手术时间超过 3 h 或超过所用药物半衰期的 2 倍以上，或成人出血量超过 1500 mL，术中应追加一次。清洁手术的预防用药时间不超过 24 h，心脏手术可视情况延长至 48 h。清洁-污染手术和污染手术的预防用药时间亦为 24 h，污染手术必要时延长至 48 h。过度延长用药时间并不能进一步提高预防效果，且预防用药时间超过 48 h，耐药菌感染机会增加。

三、抗菌药物在特殊病理、生理状况患者中应用的基本原则

（一）肾功能减退患者抗菌药物的应用

根据抗菌药物体内过程特点及其肾毒性，肾功能减退的患者应用抗菌药物时应注意以下几种情况：

1. 尽量选用无肾毒性或肾毒性较低的抗菌药物　如主要由肝胆系统排泄，或经肾脏和肝胆系统同时排出的抗菌药物，维持原治疗量或剂量略减，如阿奇霉素、克林霉素、莫西沙星、氯霉素、萘夫西林、头孢曲松、头孢哌酮、米诺环素、多西环素、利奈唑胺、替加环素、利福喷丁、卡泊芬净、米卡芬净、替硝唑、乙胺嘧啶、酮康唑、伏立康唑口服制剂、伊曲康唑口服液等。

2. 肾功能减退者应用抗菌药物注意事项

（1）主要经肾排泄，药物本身并无肾毒性，或仅有轻度肾毒性的抗菌药物，肾功能减退者可应用，可按照肾功能减退程度（以内生肌酐清除率为准）调整给药方案，如大部分 β 内酰胺类、大环内酯类、氟喹诺酮类、甲硝唑、利福平、乙胺丁醇、吡嗪酰胺、氟康唑、氟胞嘧啶以及复方磺胺甲噁唑等。

（2）肾毒性抗菌药物如氨基苷类、糖肽类、多黏菌素、两性霉素 B、伊曲康唑注射液、伏立

康唑注射液等,应尽量避免用于肾功能减退者,如确有指征使用该类药物时,避免同时使用其他肾毒性药物,如抗菌药物、甘露醇、非甾体抗炎药以及含铂抗肿瘤药物等,严密监测肾功能情况,进行血药浓度监测,据以调整给药方案,达到个体化给药。

(3)有些药物在肾功能减退患者中不宜应用,如四环素、呋喃妥因、萘啶酸。

(4)接受肾脏替代治疗患者应根据腹膜透析、血液透析和血液滤过对药物的清除情况调整给药方案。

(二)肝功能减退患者抗菌药物的应用

根据抗菌药物体内过程特点以及肝功能减退时该类药物及其代谢物发生毒性反应的可能性,肝功能减退时抗菌药物的选用及剂量调整有以下几种情况:

1.肝功能减退者应避免使用抗菌药 药物主要经肝脏或有相当量经肝脏清除或代谢,肝功能减退时清除减少,并可导致毒性反应的发生,应避免使用此类药物,如氯霉素、利福平、红霉素酯化物、两性霉素 B、磺胺药、四环素、酮康唑以及咪康唑等。

2.肝功能减退者可以使用的抗菌药 药物主要由肝脏清除,肝功能减退时清除明显减少,但并无明显毒性反应发生,仍可正常应用,治疗过程中需严密监测肝功能,必要时减量给药,如红霉素等大环内酯类(不包括酯化物)、克林霉素、林可霉素、培氟沙星以及异烟肼等属于此类。

3.可减量使用的抗菌药 药物经肝、肾两途径清除,但药物本身的毒性不大,严重肝病患者,尤其肝、肾功能同时减退的患者在使用此类药物时需减量应用。如部分青霉素类、部分头孢菌素类、替加环素、甲硝唑、利奈唑胺、环丙沙星、氟罗沙星、伊曲康唑、伏立康唑以及卡泊芬净等。

4.可不调整剂量的抗菌药 药物主要由肾排泄,肝功能减退者不需调整剂量。如青霉素G、头孢唑林、头孢他啶、氨基糖苷类、糖肽类、氧氟沙星、左氧氟沙星、诺氟沙星、多黏菌素、达托霉素以及米卡芬净等。

(三)老年患者抗菌药物的应用

老年人由于组织器官呈生理性减退,免疫功能下降,在应用抗菌药物时需注意以下事项:

1.注意调整剂量,定期监测血药浓度 老年人血浆白蛋白减少,肾功能也随年龄增长而日趋减退,故老年人尤其是高龄患者应用抗菌药物,特别是主要自肾排出的抗菌药物时,可按轻度肾功能减退给予调整,定期监测血药浓度,以确保用药安全。

2.注意选择药物 老年患者宜选用毒性低并具杀菌作用的抗菌药物,无用药禁忌者可首选青霉素类、头孢菌素类等 β-内酰胺类抗菌药物。应尽量避免应用氨基糖苷类。糖肽类药物仅在有明确指征时慎用,宜根据肾功能情况或血药浓度调整剂量,使给药方案个体化。

(四)新生儿患者抗菌药物的应用

新生儿期一些重要器官尚未完全发育成熟,体内酶系发育不完全,血浆蛋白结合药物的能力较弱,肾小球滤过率较低(尤以 β-内酰胺类和氨基糖苷类的排泄较慢),故按体重计算抗菌药物用量后,其血药(特别是游离部分)浓度比年长儿和成人高,消除半衰期延长。出生 30日期间,新生儿的酶系、肝、肾功能不断发育完善,因此新生儿感染使用抗菌药物时宜按日龄调整剂量或给药间期,同时需注意以下事项:

1.新生儿期应避免应用毒性大的抗菌药物 包括主要经肾排泄的氨基糖苷类、万古霉素、去甲万古霉素等,以及主要经肝代谢的氯霉素等。确有指征时,需进行血药浓度监测,据此调整给药方案,个体化给药。

2.新生儿期避免应用可能发生严重不良反应的抗菌药物　可影响新生儿生长发育的四环素类、喹诺酮类;可导致脑性核黄疸及溶血性贫血的磺胺类药和呋喃类药,这些药物要避免使用。

3.注意防止药物在体内蓄积产生毒性反应　新生儿期,主要经肾排出的青霉素类、头孢菌素类等内酰胺类药物需减量应用,以防止药物在体内蓄积导致严重中枢神经系统毒性反应的发生。所以,新生儿使用抗菌药物时应按日龄调整给药方案。

(五)小儿患者抗菌药物的应用

小儿患者在应用抗菌药物时需注意以下几点:

1.小儿患者应尽量避免应用有明显耳、肾毒性的氨基糖苷类以及糖肽类药物,如有明确应用指征且又无其他毒性低的抗菌药物替代时,应严密监护,观察不良反应,进行血药浓度监测,个体化给药。

2.四环素类药物不可用于 8 岁以下小儿。

3.喹诺酮类药物避免用于 18 岁以下未成年人。

(六)妊娠期和哺乳期患者抗菌药物的应用

1.妊娠期患者抗菌药物的应用　妊娠期抗菌药物的应用需考虑药物对母体和胎儿两方面的影响。美国食品和药物管理局(FDA)按照药物在妊娠期应用时的危险性分为 A 类、B 类、C 类、D 类及 X 类,可供药物选用时参考,见表 2-3。

表 2-3　抗菌药物在妊娠期应用时的危险性分类

FDA 分类	抗菌药物
A 类在孕妇中研究证实无危险性	
B 类动物中研究无危险性,但人类研究资料不充分,或对动物有毒性,但人类研究无危险性	青霉素类、头孢菌素类、青霉素类/β-内酰胺酶抑制剂、氨曲南、美罗培南、厄他培南、红霉素、阿奇霉素、克林霉素、磷霉素、呋喃妥因、利福布丁、乙胺丁醇、两性霉素 B、特比萘芬、甲硝唑、达托霉素
C 类动物研究显示毒性,人体研究资料不充分,但用药时可能患者的受益大于危险性	亚胺培南/西司他丁、氟喹诺酮类、SMZ/TMP、克拉霉素、万古霉素、利奈唑胺、特拉万星、氯霉素、多黏菌素 E、替硝唑、利福平、利福昔明、异烟肼、吡嗪酰胺、氟康唑、酮康唑、伊曲康唑、泊沙康唑、氟胞嘧啶、卡泊芬净、米卡芬净、阿尼芬净
D 类已证实对人类有危险性,但仍可能受益多	氨基糖苷类、伏立康唑、四环素类、替加环素
X 类对人类致畸,危险性大于受益	

妊娠期患者抗菌药物应用需注意一下几点:

(1)妊娠期感染时应尽量选择对胎儿无损害而又对孕妇所患疾病最有效的药物,如妊娠分级 B 类药物青霉素类、头孢菌素类等抗菌药物。尚需注意,妊娠分级 B 类中仍有一部分为动物研究无危险性,但人类研究资料不充分的药物,因此在用药过程中需加强对孕妇及胎儿的监护。

(2)尽量选用疗效肯定的老药,避免选用安全性尚不明确或对胎儿有不良影响的新药,避免联合用药,避免用大剂量。

(3)根据孕周大小即胎儿所属发育时期考虑用药,如怀孕 3 个月以内是胎儿发育重要时期,用药要特别慎重,尽量避免使用 C 类、D 类药物。仅在有明确应用指征时,经权衡利弊,用药时患者的受益大于可能的风险时,也可在严密观察下慎用,接受氨基糖苷类(D 类),万古霉素、氯霉素、磺胺药、氟胞嘧啶(C类)治疗时有条件时应进行血药浓度监测。

2.哺乳期患者抗菌药物的应用 由于无论乳汁中药物浓度如何,均存在对乳儿潜在的影响,并可能出现不良反应,因此哺乳期患者应用任何抗菌药物时,均建议暂停哺乳。如氨基糖苷类可导致乳儿听力减退,氯霉素可致乳儿骨髓抑制,磺胺甲噁唑等可致核黄疸和溶血性贫血,四环素类可致乳齿黄染,青霉素类可致过敏反应等,因此针对哺乳期患者上述药物应避免使用。

四、应用抗菌药物治疗过程中需加强综合治疗措施

抗感染是一项综合的治疗,抗菌药物的应用只是其中一方面,需要各方面综合处理。在应用抗菌药物的同时,各种综合性措施,如积极处理原发病和局部病灶,纠正营养不良和低蛋白血症,控制患者血糖水平,纠正水、电解质和酸碱平衡失调,改善微循环,补充血容量,落实医院感染防控等均不可忽视,有助于提高抗感染治疗效果。具体来说,抗感染治疗的综合治疗措施如下:

(一)积极处理原发病,尽可能早期彻底清除感染灶,充分引流病灶

对于内科感染性疾病,如糖尿病患者合并感染,积极控制血糖是保证抗感染效果的重要手段;在某些内科感染如肺部感染,咳嗽、排痰、体位引流等促进痰和分泌物引流的手段,也是不可忽视的治疗措施;对于有明确病灶的外科感染如各种体表的或深部的脓肿,以及化脓性胆管炎、肝脓肿、坏死性胰腺炎、腹膜炎、慢性骨髓炎以及化脓性关节炎等,及早用手术方法清除病灶、充分引流是控制感染的关键。

(二)及时撤除导管

各种侵入性导管,对机体而言都是异物,都是感染的诱因。对于留置深静脉导管,一旦出现异常发热、血象波动,应怀疑发生了导管相关感染,需立即拔除导管,并在无菌操作下剪下导管尖一小段作细菌培养和药敏试验。通常静脉导管一经拔除,感染就能迅速控制。对于留置导尿的尿路感染患者,其根本治疗也在于尽早拔除导尿管。

(三)重视液体平衡,保护全身重要器官功能

感染容易引起机体水、电解质和酸碱平衡以及休克、急性呼吸窘迫综合征、弥漫性血管内凝血、多器官功能不全等全身严重并发症,应用的抗菌药物亦可能损害重要器官、系统功能。而全身器官、系统功能不全不仅影响感染的愈后,同时影响抗菌药物的作用。如组织血液灌注不足、缺氧等易导致厌氧菌感染,灌注不足可降低组织药物浓度,肾功能不全可影响抗菌药物的排出,加大药物的毒性。控制感染只是疾病治疗中的一个环节,挽救生命才是最终的目标,纠正水、电解质和酸碱平衡失调,改善微循环,补充血容量,保护全身重要器官功能,重视抗菌药物的肝、肾、心脏毒性并鉴别选用是实现这一目标的基础。

(四)加强营养支持

危重感染患者处于应激状态,代谢增加,营养需求量亦明显增加。一般估计,感染时能量和氮量比原需要量增加10%~30%,伴发热时,体温每升高1℃再增加能量消耗10%。为了适应危重患者的营养需求,常有必要采用肠内或者肠外营养治疗。

(五)免疫疗法

炎症失衡及免疫功能异常是导致重症感染患者死亡的重要原因,因此对脓毒症患者进行免疫调理可以改善其免疫麻痹状态而获益。最新的脓毒症指南不建议脓毒症或脓毒性休克

患者常规静注免疫球蛋白,建议使用乌司他丁、胸腺肽 α_1 效果较好。增加营养、改善全身状况是增强抗感染免疫最有效的方法。

（六）保护局部防御机制

尽量减少侵入性的诊疗操作,尽量缩短各类导管在体内留置的时间。留置导尿应采用封闭式集尿袋,各种引流也要采取封闭方式,并尽量采用一次性用具。此外,应尽量少用镇静剂、肌松剂及镇咳药物,保持气道湿化,采取合适的术后体位,可减少肺炎的发生。

（七）控制交叉感染

建立和落实院感控制管理制度,包括手术卫生管理、无菌操作、消毒隔离以及耐药菌防控,手术部位感染、导管相关血流感染、呼吸机相关肺炎、导尿管相关尿路感染的预防制度,并有专门人员负责监督落实。

五、应用抗菌药物治疗无效时的处理措施

临床上经常遇到患者接受抗菌药物治疗 $2\sim3$ d 后仍然发热、血象居高不下,病原学检查结果阳性,这时应结合抗菌药物治疗的基本原则,根据具体病情与药物特性查找原因,思考以下问题:

（一）是否诊断有误

患者并非细菌、真菌感染,而是病毒所致。也可能不是感染性疾病,如结缔组织病、肿瘤,以及功能性发热、手术发热等,此时使用抗菌药物治疗,根本无济于事。

（二）抗菌药物选择不当

常见致病菌与抗菌谱不符,如皮肤软组织感染主要考虑金黄色葡萄球菌,选用第三代头孢菌素,培养结果提示为耐甲氧西林金黄色葡萄球菌;血流感染,应用抑菌性抗菌药物,应及时换用大剂量杀菌性抗菌药物。

（三）病原菌耐药性发生变化

此时可能虽根据细菌药敏结果选药,但仍需考虑敏感药物使用后的快速耐药产生,应重新送检病原学检查,同时结合当地细菌流行病学资料考虑联合疗法或升阶梯治疗。此外,亦可能存在混合细菌感染,如院内感染、二重感染。

（四）抗菌药物未能到达感染部位或者药物到达病灶部位的浓度太低

如颅内感染、包裹性脓胸、深部脓肿,以及骨和前列腺等组织感染等,此时应根据抗菌药物组织分布选择适宜的药物,对于外科脓肿应积极清创、引流。

（五）给药方法不当

体现在给药途径不适宜,剂量不足（主要指浓度依赖性抗菌药物）,频次不足（主要指时间依赖性抗菌药物）,疗程短导致感染不能控制。

（六）抗菌药物联用不当

如青霉素类与四环素联合治疗肺炎球菌性脑膜炎,效果明显降低;青霉素 G 与红霉素联用治疗猩红热,疗效不如单用青霉 G。

（七）未重视综合治疗措施

未积极去除感染灶,积极引流,患者基础状况不佳,如营养不良、水电解质紊乱、酸碱平衡失调以及长期使用免疫抑制剂等。此时即使应用大剂量强有力的抗菌药物,也难收到预期效果,故必须加强综合治疗措施,改善身体状况。

六、抗菌药物的不良反应防治

抗菌药物是临床治疗感染性疾病最重要的手段,但抗菌药物的应用也引起许多不良反应,甚至引起严重后果。根据 2014 年我国药品不良反应监测年度报告,化学药品占 81.2%,其中抗感染药占化学药品的 46.2%,抗菌药占抗感染药物的 66.7%,报告数量排名前 10 位的药品分别为左氧氟沙星、阿奇霉素、头孢曲松、头孢呋辛、克林霉素、头孢哌酮舒巴坦、阿莫西林克拉维酸、阿莫西林、头孢噻肟以及甲硝唑。抗感染药物的主要不良反应表现为:皮疹、瘙痒、恶心、呕吐、过敏反应、腹痛、头晕、腹泻、胸闷以及心悸等。报告中提到虽然抗感染药物的不良反应报告数量仍居各类药物之首,但总体呈下降趋势,因此认为我国对抗感染药物采取的一系列监督管理措施,对减少药品不良反应的发生具备十分重要的意义。

总结起来,引起抗菌药物不良反应的主要因素有:①药品本身的不良反应因素如变态反应、肝损、肾损等;②临床因素如抗菌药物的无指证用药、滥用;③给药途径因素,如抗菌药物多以静脉注射给药,较口服给药更易引起不良反应。据《2014 年我国药品不良反应监测年度报告》《抗感染药物不良反应/事件报告》注射剂占 75.9%、口服制剂占 21.8%。此外尚有其他因素,如超剂量、超适应证、不合理的联合用药、药品的内在质量、药品的包装和储运等。

(一)毒性反应及应对措施

抗菌药物的毒性反应是各种药品不良反应中最常见的一种,是指药物引起的生理、生化等功能异常和(或)组织、器官等的病理改变,其严重程度可随剂量增大和疗程延长而增加,主要表现在肾脏、肝脏、神经系统、血液、胃肠道、给药局部等方面。

1. 肾毒性反应 氨基糖苷类、多黏菌素类、两性霉素 B、万古霉素、头孢菌素类、青霉素类、磺胺类、四环素类对肾脏均有不同程度的损害。临床表现轻重不一,从尿常规或(和)血生化异常、不同程度肾功能减退至尿毒症等均有所见。应注意对证选用,避免合用其他致肾损药物,用药过程中监测尿量与肾功能,及时根据肾功能减退程度(如内生肌酐清除率)调整给药方案,必要时进行血药浓度监测。如出现肾损,应及时减量或停用,或改用致肾损较小的药物。

2. 肝毒性反应 四环素类、红霉素酯化物、磺胺药、抗结核药物(异烟肼、利福平、对氨水杨酸、吡嗪酰胺、乙硫异烟胺)、呋喃唑酮、青霉素类、头孢菌素类、喹诺酮类、两性霉素 B 等均可造成肝损害,临床表现为食欲减退、恶心、血清转氨酶增高,严重者可有黄疸、肝肿大、压痛、肝功能减退等。肝病患者应避免使用以上药物,如确需使用应根据情况适当减量,并密切观察病情及定期检查肝功能。

3. 神经精神系统毒性反应 抗菌药物对神经精神系统的影响是多种多样的。

(1)中枢神经系统:如青霉素用量过大或静注速度过快时,可出现肌阵挛、惊厥、癫痫、昏迷等,应调整用量、减慢静滴速度;应用亚胺培南西司他丁、氟喹诺酮类可能出现惊厥、癫痫,应避免鞘内给药。

(2)脑神经:氨基糖苷类可引起第八对脑神经损害或耳毒性,与其他耳毒性药物如强利尿剂、水杨酸类、抗癌药(长春花碱、长春新碱等)、砷、汞、奎宁、米诺环素、万古霉素以及多黏菌素类等合用时毒性反应将加剧,噪声、失水、缺氧、肾功能减退等均系诱发因素,老年人和婴儿尤易发生。氯霉素、乙胺丁醇、链霉素、异烟肼、磺胺药、卡那霉素、新霉素以及四环素可能损伤视神经。

(3)神经肌肉接头:大剂量氨基糖苷类静脉快速注射,可能导致肌肉麻痹,特别是在手术过程中同时接受麻醉剂(乙醚)和(或)肌肉松弛剂者,临床表现为四肢软弱、周围血管性血压下降,以及心肌抑制症状等,严重者可因呼吸肌麻痹而危及生命。多黏菌素类、林可霉素类、四环素类亦可引起。予以钙剂及新斯的明可解救,必要时予辅助呼吸支持。

(4)周围神经:庆大霉素、链霉素、异烟肼、乙胺丁醇、多黏菌素类以及硝基呋喃类均可引起周围神经炎,可予减量、补充维生素 B₆ 或者对症治疗。

(5)氯霉素、青霉素、环丝氨酸、异烟肼、氟喹诺酮类药物等有时可引起精神症状,如幻视幻听、定向力丧失、狂躁吵闹、失眠、猜疑等,常见于肾功能减退而药物未减量或原有中枢神经系统病变者。应早期发现,及时停药。

4.血液系统毒性反应

(1)氯霉素可引起红细胞生成抑制所致的贫血、再生障碍性贫血及溶血性贫血,在葡萄糖-6-磷酸脱氢酶缺乏时可诱发溶血性贫血的抗菌药物现有磺胺药、呋喃类等,两性霉素 B、β-内酰胺类、氟喹诺酮类药物如替马沙星、环丙沙星、诺氟沙星。

(2)氯霉素、磺胺药、β-内酰胺类、大环内酯类、氟胞嘧啶、氨基糖苷类、四环素类、两性霉素 B 等均可引起白细胞和(或)血小板减少。

(3)β-内酰胺类尚可引起凝血酶原减少、血小板凝聚功能异常、抑制肠道内产生维生素 K 等而发生出血如鼻出血、消化道出血(包括大便隐血阳性)等。应定期作血常规检查,必要时查网织红细胞、骨髓涂片、血清铁和饱和铁等,当白细胞自正常减至$(3\sim4)\times10^9/L$、血小板减少 30%～50%以上时应酌情停药。

5.其他毒性反应 四环素类多西环素、金霉素(现已很少口服),大环内酯类中红霉素(碱),氯霉素,氨基糖苷类,磺胺药等口服后可引起恶心、腹胀、呕吐、腹泻等胃肠道反应,其中四环素类最重。此外,很多抗菌药物(不仅是林可霉素类)可引起伪膜性肠炎。

青霉素(G)钾盐肌内注射、静脉滴注红霉素乳糖酸盐、氟喹诺酮类(左氧氟沙星、加替沙星)以及两性霉素 B 时可引起局部疼痛、血栓性静脉炎等,可加用局部麻醉剂、肾上腺皮质激素、肝素等,或稀释注射液、减慢滴速等方法减缓症状。氨基糖苷类、两性霉素 B 等气溶吸入时如浓度过高,易出现咽痛、呛咳等上呼吸道刺激症状。

四环素类致乳齿黄染及牙釉质发育不全、颅内压升高,氯霉素引起灰婴综合征,两性霉素 B 致心肌损伤,万古霉素致心搏骤停,氟喹诺酮类、阿奇霉素致 Q-T 间期延长,青霉素治疗梅毒、回归热时出现"赫氏反应"等。

(二)变态反应及应对措施

变态反应是抗菌药物较为常见的不良反应,临床表现轻、重不一,最多见为皮疹,其他还有过敏性休克、血清病型反应、血管神经性水肿、嗜酸粒细胞增多症、药物热、溶血性贫血、再生障碍性贫血、光敏反应接触性皮炎等。

1.过敏性休克 过敏性休克以青霉素最为常见,青霉素类与头孢菌素类之间可以发生交叉变态反应,氨基糖苷类(链霉素、庆大霉素等)、磺胺药、四环素类、林可霉素类、大环内酯类、氯霉素、利福平等也偶可发生过敏性休克。不良反应发生常极为迅速,在注射针头尚未拔出即可发生,也可在皮试时出现,约半数患者的症状发生在注射后 5 分钟内,注射后 30 分钟内发生者占 90%。各种途径如注射、口服、点眼、滴鼻、皮试以及气溶吸入等都可引起过敏性休克,以注射给药者最为多见。

（1）临床症状表现

1）呼吸道阻塞症状，如喉头水肿、气管支气管痉挛、肺水肿等，症见胸闷、心悸、喉头阻塞感、呼吸窘迫、脸色潮红等，伴有濒危感、口干、头昏、脸以及四肢麻木等。

2）微循环障碍症状，由微血管广泛扩张所致，表现为烦躁不安、面色苍白、畏寒、冷汗、脉搏微弱、血压下降等。

3）中枢神经系统症状，如昏迷、抽搐、意识丧失以及大小便失禁等，乃脑组织缺氧或缺血所致。

4）皮肤过敏反应，如瘙痒、荨麻疹、其他皮疹等。其他常见症状有腹痛、恶心、呕吐、腹泻、打喷嚏、咳嗽以及发热等。1）、2）症状较多见，3）症状乃严重呼吸道阻塞或微循环障碍的后果。重症患者可在短时间内死亡。

（2）防治措施

1）为防止过敏性休克的发生，应用抗菌药物前必须详细询问既往史，其内容包括：既往用药史，是否用过本类药物；应用后有无荨麻疹、瘙痒、胸闷、发热等反应；对其他抗菌药物如磺胺药、解热镇痛药等有无过敏；个人有无变态反应性疾病加支气管哮喘、过敏性鼻炎、湿疹等；家属中有无上述类似病史。

2）使用各类青霉素类制剂前必须先做皮试，已停用 7 d 以上（小儿 3 d 以上），需再次使用时应重做皮试，换用另一种批号也应再做皮试为妥。有对照的青霉素皮试对预测包括过敏性休克在内的变态反应有一定价值，对皮试阴性者仍宜提高警惕。

3）90% 的过敏性休克于给药后 30 min 内发生，故给药后应观察 30 min。抢救过敏性休克必须分秒必争就地抢救，成人患者可立即肌注 0.1% 肾上腺素 0.5～1.0 mL，病情严重者可静脉给药，可重复应用，剂量同上。其他药物可选用血管活性药物、扩容剂、肾上腺皮质激素、抗组胺药物、葡萄糖酸钙等。喉头水肿严重引起窒息时，应及早做气管切开术。

2. 皮疹　　每种抗菌药物均可能引起皮疹，常见如青霉素、氧苄西林、链霉素、磺胺药、头孢菌素类。可表现为荨麻疹、斑丘疹、红斑、麻疹样皮疹、猩红热样皮疹、天疱疮样皮疹、湿疹样皮疹、结节样红斑、多形性红斑、紫癜、剥脱性皮炎、大疱表皮松解萎缩性皮炎以及渗出性红斑等，后三者的预后较严重，以荨麻疹、斑丘疹、麻疹样皮疹较多见。皮疹多于治疗 10 d 左右出现，曾接受同一抗菌药物的患者则可于给药后数小时到 1～2 d 内迅速出现，一般持续 5～10 d 后消退，或停药后 1～3 d 内迅速消退。对有轻型皮疹而必须继续用药者，可给予肾上腺皮质激素、抗组胺药物等之后严密观察。如皮疹继续发展，并伴有其他变态反应及发热者应立即停药，同时加强抗过敏治疗。

3. 药物热　　常见能够引发药物热的药物有青霉素类、大多数头孢菌素、链霉素、氯霉素、万古霉素、利福霉素、两性霉素等。药物热的潜伏期一般为 7～12 d，短者仅 1 d，长者达数周。热型大多为弛张热或稽留热。多数患者同时伴有皮疹，后者的出现可先于发热。不伴有皮疹者停药后 2～3 d 内大多可以退热，周围血象中嗜酸粒细胞往往增多。

以下几点有助于确诊单纯性抗菌药物热：

（1）抗菌药物应用后病情已改善，体温下降后又再上升。

（2）患者体温增高，但全身中毒症状不显著，一般情况较好。感染灶已消失，多次血细菌培养呈阴性，且无新感染或二重感染的证据，无法进一步用感染性发热来解释。

（3）来感染所致的发热未被控制，应用抗菌药物后体温反较未用前高。

(4)外周血白细胞总数不高,无明显核左移和中毒性颗粒,而伴有其他变态反应如皮疹、嗜酸粒细胞增多等。

(5)试验性地停用抗菌药物后 2～3 d 体温迅速下降或趋正常。判别是否为单纯性药物热,最令人信服的莫过于停药后体温恢复正常,但停药前务必除外严重感染,如多次血培养阴性。

4.光敏反应　光敏反应可发生于应用四环素类、青霉素类、头孢菌素类、氨基糖苷类、氯霉素、氟喹诺酮类(司氟沙星、洛美沙星)的过程中,皮肤直接暴露于日光下的易感者。临床表现为不同程度的日光灼伤,暴露处有红、肿、热、痛,继以水疱和渗液。以热带和南方地区多见。应嘱患者用药期间避免在阳光下暴晒。

5.接触性皮炎　接触性皮炎一般见于与链霉素、青霉素等抗菌药物经常接触的工作人员,如药厂分装人员、医护人员等。一般于接触后 3～12 个月内发生,多出现于两手、手臂、眼睑、颈部等处,表现为皮肤瘙痒、发红、丘疹、眼睑水肿以及湿疹等,停止接触后皮炎逐渐消退。

此外,尚可见血清病样反应(青霉素)、嗜酸粒细胞增多症、溶血尿毒综合征(替马沙星)等。

(三)二重感染及应对措施

二重感染是应用抗菌药物过程中出现的新感染,多见于长期应用广谱抗菌药物患者、患婴儿、老年人、有严重原发病(如恶性肿瘤、白血病、糖尿病、肝硬化等)患者及进行腹部大手术患者。病原菌主要有革兰阴性杆菌、真菌、葡萄球菌属等,可引起消化道感染、肺部感染、尿路感染、血流感染等。

1.白色念珠菌感染　白色念珠菌引起的口腔感染、肠炎和肛门感染,临床表现为鹅口疮,乳白色斑块可遍及口腔黏膜、舌面、硬腭及咽部;严重者可蔓延至气管、食道和消化道,水样便或黏液便,每日数次至十余次不等,无呕吐,腹痛不明显,波及肛门时局部有灼热、疼痛、发痒等感觉,可伴肛周裂隙出血,严重时可并发食道、十二指肠或其他肠段出血或穿孔。应对措施是应用广谱抗菌药物期间应密切观察口腔内有无鹅口疮以及大便形状,必要时及时送检有关标本(口腔黏膜分泌液、痰液、粪便等)作涂片镜检和培养,治疗应首先暂停广谱抗菌药物,口腔局部可用制霉菌素甘油混悬液涂搽,制霉菌素每日 200 万～300 万 U,或氟康唑每日 200 mg,疗程 3～5 d,也可用作预防。

2.伪膜性肠炎　艰难梭菌引起的伪膜性肠炎常见于胃肠道肿瘤术后,以及肠梗阻、恶性肿瘤、充血性心力衰竭、尿毒症、糖尿病以及再生障碍性贫血等患者应用抗菌药物的过程中,老年患者尤易发生。几乎所有抗菌药物都可引起伪膜性肠炎,其中以氨苄西林、林可霉素、克林霉素等的发生率较高,万古霉素除外。多于抗菌药物应用过程中或停药后 2～3 周内发生。

临床表现为大量水泻,每日 10 余次以上,大便中常含黏液,部分有血便,少数可排出斑块状假膜,伴有发热、腹痛、腹胀、恶心及呕吐,重症患者可迅速出现脱水、电解质紊乱、循环衰竭、中毒性巨结肠、低蛋白血症,甚至出现腹水。因累及者多为下段结肠,故乙状结肠镜检常有助于诊断,可见结肠有伪膜性炎症。

治疗措施包括:

(1)停用相关抗菌药物。

(2)轻到中度可予甲硝唑 500 mg 口服,每日 3 次,严重时可予万古霉素 125 mg 口服,每日 4 次,疗程均为 10 d。

(3)若甲硝唑治疗 5～7 d 后无效或不能耐受,应及时考虑更换为万古霉素治疗。

(4)限制或避免使用抗蠕动药物,因为它们可能掩盖症状或导致疾病复杂。

(5)可给予包括液体复苏,电解质平衡和预防静脉血栓的药物。

(6)目前仍没有足够的证据支持益生菌能预防难辨梭状芽孢杆菌感染。

3.金葡菌肠炎 金葡菌肠炎多为急性发病和有急性肠炎表现,高热中毒症状严重,嗜睡、昏迷、面色苍灰。病情进展快,可合并粪便稀水样,带黏液,量极多呈海蓝色,可见脱落的肠黏膜,常合并败血症。新鲜粪便涂片检查可见革兰阳性球菌与革兰阴性杆菌比例改变,前者渐占优势以致充满视野。培养可得大量金葡菌,治疗应及早认识,及时停用原来的抗菌药物,并选用有效药物如苯唑西林、氯唑西林和利福平等。

应用抗菌药物治疗原发感染后尚可继发肺炎、尿路感染以及血流感染,病原菌常对多种抗菌药物耐药,应及早防范,针对病原菌选择敏感的抗菌药物治疗。

第四节 老年人用药注意事项

一、老年人患病的特点

老年病又称老年疾病,是指人在老年期所患的与衰老有关的,并且有自身特点的疾病。中老年人由于年龄的增长,生理和心理均产生一些退行性变化,同时身体各器官组织在结构和功能方面都发生了一系列变化,以致机体的抗病能力和对疾病的反应能力也随之发生变化。我们要了解老年人疾病的这些临床特点,才能对老年人疾病做到早期诊断、早期防治,防止因误诊和漏诊而延误治疗时机。

老年人因衰老、生理功能的改变,患病时往往与成年人表现不同,通常包括以下三个方面:

(一)老年人特有的疾病

这类疾病只有老年人才得,并带有老年人的特征。它在老年人变老过程中,随着机能的衰退而发生,如老年性痴呆,老年性精神病,老年性耳聋,脑动脉硬化以及由此引起的脑卒中等。这类与衰老、退化、变性有关的疾病随着年龄的增加而增多。

(二)老年人常见的疾病

这类疾病既可在中老年期(老年前期)发生,也可能在老年期发生,但以老年期更为常见,或变得更为严重。它与老年人的病理性老化,机体免疫功能下降,长期劳损或青中年期患病体质下降有关,如高血压病、冠心病、糖尿病、恶性肿瘤、痛风、帕金森病、老年性变性骨关节病、老年性慢性支气管炎、肺气肿、肺源性心脏病、老年性白内障、老年骨质疏松症、老年性皮肤瘙痒症、老年肺炎、高脂血症、颈椎病以及前列腺肥大等有关。老年人对病痛及疾病的反应不像儿童与青年人那样敏感,如在青少年患病时应有的高热反应,在老年时却因反应能力减弱而表现为低热或不发热;老年人患心肌梗死时很少像中年人那样伴有剧烈的胸痛,而是几乎没有疼痛感或仅表现为轻微的胸闷感,故老年人往往不能清楚地讲明病症。

(三)青、中、老年皆可发生的疾病,但在老年期发病则有其特殊性

这类疾病在各年龄层都有发生,但因老年人机能衰退,同样的病变,在老年人中则有其特殊性。例如,各年龄层的人都可能发生肺炎,但老年人则具备症状不典型,病情较严重的特

点。又如青、中、老年皆可发生消化性溃疡,但老年人易发生并发症或发生癌变。由于老年人生理与病理方面的特殊性,故老年人患病有其特殊性,大致包括以下几点:

1. 老年人常同时患多种疾病　一个老年人身上常常同时患有多种疾病。据统计,老年人平均同时患有 4～6 种疾病或更多,如同时患有高血压、冠心病、高脂血症、颈椎病、轻度白内障、腰肌劳损等。虽然这几种疾病在人身上同时存在,但总有轻重缓急之不同,其中必有 1～2 种为主要的疾病,危害性大,甚至有致命性危险。

2. 老年人患病易有合并症　合并症是指当患某种疾病时,在该病的基础上并发其他疾病。由于老年人的免疫功能降低,抵抗力差,对外界微生物及其他刺激的抗御能力弱,故老年人患病时比青年人更易发生合并症。例如老年人中风昏迷时、手术后或骨折卧床时,都易合并肺炎。

3. 老年人发病时易发生水和电解质紊乱　正常人体需要一定量的水分和必要的电解质如钾、钠、氯化物等,以满足机体代谢的需求和平衡。由于老年人身体细胞内液减少,细胞功能退化,器官萎缩,一旦出现发热或呕吐、腹泻时,很易导致水和电解质紊乱。

4. 老年人患病时临床表现不典型、不明显　老年人由于机体形态改变和功能降低,反应性减弱,常常病情已经很重,但临床表现很轻或无症状,容易造成漏诊或误诊。如老年人心肌梗死可无心前区疼痛,重症肺炎仅表现为咳嗽或者意识障碍。老年人一旦发病,病情迅速恶化,治疗极为困难。如老年重症肺炎可很快继发呼吸衰竭、心力衰竭、脑病、多器官功能系统衰竭而死亡。老年人存在多个心脑血管意外的危险因素,故猝死发生率高。

5. 老年人患病时特别是急性病时,易发生意识障碍和精神异常　由于老年人脑血管粥样硬化,脑供血不足,当发生感染、发热、脱水以及心律失常等时,容易出现嗜睡、谵妄、讲胡话、神志不清,甚至昏迷等症状,这是由于脑缺氧所致。有的疾病可能以突然昏迷为主要表现。

6. 老年人患病发病快,易发生全身衰竭　老年人脏器储备功能低下,一旦应激,病情迅速恶化,容易在发病后迅速衰竭。所谓:"老死"实际上并非无病,为原来处于勉强平衡状态的某些脏器功能迅速衰竭并涉及多个脏器损伤所致。

7. 老年人疾病的起病和发展不同于一般人群　由于生理功能的改变,老年人发病的诱因有时不同于一般人,如对年轻人不构成任何伤害的轻微外伤,就可使老年人发生骨折。老年人患病还易产生并发症与多脏器损害,同时由于代谢功能降低,易出现药品不良反应。

8. 老年人患病后恢复慢、差　也由于老年人身体机能衰退,患病后往往不易恢复,或恢复缓慢,甚至不少疾病还留下后遗症,往往需要采取康复措施。

9. 老年人患病时对药物的反应较大　老年人由于肝、肾功能低下,对药物的代谢和排泄的能力均下降,易引起药物的毒性反应。老年人患病时,如用药过多或剂量不当,很容易发生药物毒性反应,甚至因药物反应而加重病情,或者使健康受到威胁。

老年病的防治是老年保健的重要措施之一。由于老年人各种细胞、组织、器官的结构与功能随着年龄的增长逐年老化,因而适应力减退,抵抗力下降,发病率增加。我国老年人易患的疾病依次为肿瘤、高血压、冠心病、慢性支气管炎、肺炎、胆囊病、前列腺肥大、股骨骨折与糖尿病等。而病死率依次为肺炎、脑出血、肺癌、胃癌以及急性心肌梗死等。根据以上特点,中老年人对自己的疾病要做到心中有数;平时要注意体会自己的感觉,一有体征变化,就要及时去医院就医;要向医生全面叙述自己的病情,以便医生全面考虑病与病、药与药之间的关系,准确选择用药;要定期地检查肝、肾功能,监测药物的副作用。

二、老年人药物代谢动力学和药物效应动力学特点

（一）老年人药物代谢动力学特点

老年药物代谢动力学（pharmacokinetics in the elderly）简称老年药动学，是研究老年人机体对药物处置的科学，即研究药物在老年人体内的吸收、分布、代谢和排泄过程以及药物浓度随时间变化规律的科学。老年药动学改变的特点为：药动学过程降低，绝大多数药物的被动转运吸收不变、主动转运吸收减少，药物代谢能力减弱，药物排泄功能降低，药物消除半衰期延长，血药浓度增高。

1. 药物的吸收　药物的吸收（absorption）是指药物从给药部位转运至血液的过程。大多数药物通过口服给药，经胃肠道吸收后进入血液循环，到达靶器官而发挥效应。因此，胃肠道环境或功能的改变可能对药物的吸收产生影响。影响老年人胃肠道药物吸收的因素有以下几点：

（1）胃酸分泌减少导致胃液 pH 值升高：老年人胃黏膜萎缩，胃壁细胞功能下降，胃酸分泌减少，胃液 pH 值升高，可影响药物离子化程度，如弱酸性药物乙酰水杨酸在正常胃酸情况下，在胃内不易解离，吸收良好；当胃酸缺乏时，其离子化程度增大，使药物在胃中吸收减少，影响药效。

（2）胃排空速度减慢：老年人胃肌萎缩，胃蠕动减慢，使胃排空速度减慢，延迟药物到达小肠的时间。因此，药物的吸收延缓、速率降低，有效血药浓度到达的时间推迟，特别对在小肠远端吸收的药物或肠溶制剂有较大的影响。

（3）肠肌张力增加和活动减少：老年人肠蠕动减慢，肠内容物在肠道内移动时间延长，药物与肠道表面接触时间延长，使药物吸收增加。但胃排空延迟、胆汁以及消化酶分泌减少等因素都可影响药物的吸收。

（4）胃肠道和肝血流量减少：胃肠道和肝血流量随年龄增长而减少。胃肠道血流量减少可影响药物吸收速率，如老年人对奎尼丁、氢氯噻嗪的吸收可能减少。肝血流量减少使药物首过效应减弱，对有些主要经肝脏氧化消除的药物如普萘洛尔，其消除减慢，使得血药浓度升高。

2. 药物的分布　药物的分布（distribution）是指药物吸收进入体循环后向各组织器官及体液转运的过程。药物的分布不仅与药物的储存、蓄积及清除有关，而且影响药物的效应。影响药物在体内分布的因素主要有：机体的组成成分、药物与血浆蛋白的结合能力及药物与组织的结合能力等。

（1）机体组成成分的改变对药物分布的影响：①老年人细胞内液减少，使机体总水量减少，故水溶性药物如乙醇、吗啡等分布容积减小，血药浓度增加；②老年人脂肪组织增加，非脂肪组织逐渐减少，所以脂溶性药物如安定、硝西泮、利多卡因等在老年人组织中分布容积增大，药物作用持续较久，半衰期延长；③老年人血浆白蛋白含量减少，使与血浆白蛋白结合率高的药物的游离型成分增加，分布容积加大，药效增强，易引起不良反应。如抗凝药华法林与血浆蛋白结合减少，游离药物浓度增高而抗凝作用增强，出血风险增加。因此，老年人使用华法林应减少剂量。

（2）药物与血浆蛋白的结合能力对药物分布的影响：老年人由于脏器功能衰退，往往患多种疾病，需同时服用两种及以上的药物。由于不同药物对血浆蛋白结合具备竞争性置换作用，从

而改变其游离型药物的作用强度和作用持续时间。如保泰松和水杨酸可取代甲苯磺酰丁脲与蛋白的结合,使甲苯磺酰丁脲在常用剂量下即可因游离型药物浓度增高而导致低血糖。

3. 药物的代谢 药物的代谢(metabolism)是指药物在体内发生化学变化,又称生物转化。肝脏是药物代谢的主要器官。老年人肝血流量和细胞量比成年人降低 40%～65%。肝脏微粒体酶系统的活性也随之下降,肝脏代谢速度只有年轻人的 65%。因此,药物代谢减慢,半衰期延长,易造成某些主要经肝脏代谢的药物蓄积。有研究表明,老年人使用利多卡因、普萘洛尔、保泰松和异戊巴比妥后,血药浓度增高,半衰期延长。值得注意的是,老年人肝脏代谢药物的能力改变不能采用一般的肝功能检查来预测,这是因为肝功能正常不一定说明肝脏代谢药物的能力正常。一般认为,血药浓度可反映药物作用强度,血浆半衰期可作为预测药物作用和用药剂量的指征。但是还应注意血浆半衰期并不能完全反映出药物代谢、消除过程和药物作用时间,如米诺地尔作为长效降压药,其血浆半衰期为 4.2 h,但降压效果可持续3～4 d,这是药物与血管平滑肌结合,使其作用持续时间远远超过根据血浆半衰期所预测的时间。

4. 药物的排泄 药物的排泄(excretion)是指药物在老年人体内吸收、分布、代谢后,最后以药物原形或其代谢物的形式通过排泄器官或者分泌器官排出体外的过程。肾脏是大多数药物排泄的重要器官。老年人肾功能减退,包括肾小球滤过率降低、肾血流量减少、肾小管的主动分泌功能和重吸收功能降低,这些因素均可使主要由肾以原形排出体外的药物蓄积,表现为药物排泄时间延长,清除率降低。在老年人肾功能减退、血浆半衰期延长时,用药剂量应减少,给药间隔应适当延长,特别是药物以原形排泄、治疗指数窄的药物,如地高辛、氨基糖苷类抗生素无需引起注意。老年人如有嗜睡、低血压、心力衰竭或其他病变时,可进一步损害肾功能,故用药更应小心,最好能监测血药浓度。

(二)老年人药物效应动力学特点

药物效应动力学(pharmacodynamics)简称药效学,是研究药物对机体的作用及作用机制的科学。老年人药效学改变是指机体效应器官对药物的反应随年龄增长而发生的改变。老年人药效学改变的特点:对大多数药物的敏感性增高、作用增强,对少数药物的敏感性降低,药物耐受性下降,药物的不良反应发生率增加,用药依从性降低。具体表现如下:

1. 多药合用耐受性明显下降 老年人单一用药或少数药物合用的耐受性较多药合用为好,如利尿药、镇静药、安定药各一种并分别服用,耐受性较好,能各自发挥预期疗效。但若同时合用,则患者不能耐受,易出现直立性低血压。

2. 对易引起缺氧的药物的耐受性差 因为老年人呼吸系统、循环系统功能降低,应尽量避免使用这类药物。如哌替啶对呼吸有抑制作用,禁用于患有慢性阻塞性肺气肿、支气管哮喘、肺源性心脏病等患者,慎用于老年患者。

3. 对排泄慢或易引起电解质失调的药物耐受性下降 老年人由于肾调节功能和酸碱代偿能力较差,输液时应随时注意调整,对于排泄慢或者易引起电解质失调药物的耐受性下降,故使用剂量宜小,间隔时间宜长,还应注意检查药物的肌酐清除率。

4. 对肝脏有损害的药物耐受性下降 老年人肝脏代谢功能下降,对利血平及异烟肼等损害肝脏的药物耐受力下降。

5. 对胰岛素和葡萄糖耐受力降低 由于老年人大脑耐受低血糖的能力较差,易发生低血糖昏迷。因此,要教会老年糖尿病患者和家属识别低血糖的症状,随身携带糖果、饼干和糖尿病卡,便于发生意外时的救治。

三、老年人药物治疗的原则

老年人由于各器官贮备功能及身体内环境稳定机制随年龄增长而衰退,因此,对药物的耐受程度及安全幅度均明显下降。据有关资料统计,在 41～50 岁的患者中,药品不良反应(adverse drug reaction ADR)的发生率是 12%,80 岁以上的患者上升到 25%。同时,老年人用药不仅出现 ADR 发生率较年轻人为高,而且一旦出现,其严重程度亦较年轻人高,甚至导致死亡。因此,老年人用药,首先应掌握一定的用药原则,预防 ADR 的发生。

(一)受益原则

首先要有明确的用药适应证,另外还要保证用药的受益/风险比大于 1。即便有适应证但用药的受益/风险比小于 1 时,就不应给予药物治疗。例如:无危险因素的非瓣膜性心房纤颤的成年人,若用抗凝治疗并发性出血危险每年约 1.3%,而未采用抗凝治疗每年发生脑卒中仅 0.6%,因此,对这类患者不需抗凝治疗。又如:对于老年人的心律失常,如果既无器质性心脏病,又无血流动力学障碍时,长期用抗心律失常药可使死亡率增加,因此,应尽可能不用或少用抗心律失常药。

(二)精减药物品种的原则

老年人同时用药不能超过 5 种。过多使用药物不仅增加患者的经济负担,降低依从性,而且还增加药物的相互作用。据统计,同时使用 5 种药物以下的药品不良反应发生率为 4%,6～10 种为 10%,11～15 种为 25%,16～20 种为 54%。并非所有药物的相互作用都能引起 ADR,但无疑会增加潜在的危险性,联合用药品种越多,药品不良反应发生的可能性越高。用药品种要少,最好 5 种以下,治疗时分轻重缓急。

执行精减药物品种时要注意:

1.了解药物的局限性,许多老年性疾病无相应有效的药物治疗,若用药过多,ADR 的危害反而大于疾病本身。

2.抓主要矛盾,选择主要药物治疗。凡是疗效不确切、耐受性差、未按医嘱服用的药物都可考虑停止使用,以减少用药数目。如果病情危重需要使用多神药物时,在病情稳定后仍应遵守 5 种药物原则。

3.选用具备兼顾治疗作用的药物。如高血压合并心绞痛者,可选用 β 受体阻滞剂及钙拮抗剂;高血压合并前列腺肥大者,可用 α 受体阻滞剂。

4.重视非药物治疗。这仍然是有效的基础治疗手段。如早期糖尿病可采用饮食疗法,轻型高血压可通过限钠、运动、减肥等进行治疗,老年人便秘可多吃粗纤维食物、加强腹肌锻炼等,病情可以得到控制而无需用药。

5.减少和控制服用补药。老年人并非所有自觉症状、慢性病都需药物治疗。如轻度消化不良、睡眠欠佳等,只要注意饮食卫生,避免情绪波动均可避免用药。治疗过程中若病情好转、治愈或达到疗程时应及时减量或者停药。

(三)小剂量原则

老年人由于增龄的关系,组织细胞功能退化,肝肾解毒与排泄功能减弱,以及对许多药物不良反应的耐受能力下降等,每当用药量过大,即便是常规剂量情况下,也都可能引起不良反应,故医学专家常把"剂量宜小"为老年人用药的第一位原则。

老年人用药量在《中国药典》规定为成人量的 3/4；一般开始用成人量的 1/4～1/3，然后根据临床反应调整剂量，由于现在尚缺乏针对老年人剂量的调整指南，因此，应根据老年患者的年龄和健康状态、体重、肝肾功能、临床情况、治疗指数以及蛋白结合率等情况具体分析，能用较小剂量达到治疗目的的，就没有必要使用大剂量。对于需要使用首次负荷量的药物（利多卡因、乙胺碘呋酮、部分抗菌药物等），为了确保迅速起效，老年人首次可用成年人剂量的下限。小剂量原则主要体现在维持量上。而对于其他大多数药物来说，小剂量原则主要体现在开始用药阶段，即开始用药就从小剂量（成年人剂量的 1/5～1/4）开始，缓慢增量。以获得更大疗效和更小副作用为准则，探索每位老年患者的最佳剂量。

（四）择时原则

择时原则即选择最佳时间服药。根据时间生物学和时间药理学的原理，选择最合适的用药时间进行治疗，以提高疗效和减少毒副作用。因为许多疾病的发作，加重与缓解都具备昼夜节律的变化，例如夜间容易发生变异性心绞痛、脑血栓和哮喘，类风湿性关节炎常在清晨出现关节僵硬等；药代动力学也有昼夜节律的变化。因此，进行择时治疗时，主要根据疾病的发作、药代动力学和药效学的昼夜节律变化来确定最佳用药时间。

（五）暂停用药原则

老年人在用药期间，应密切观察，一旦出现新的症状，应考虑为药物的不良反应或是病情进展。前者应停药，后者则应加药。对于服药的老年人出现新的症状，停药受益明显多于加药受益。所以暂停用药原则作为现代老年病学中最简单、最有效的干预措施之一，值得高度重视。

四、注意药物的相互作用及药物对老年人其他疾病的影响

老年患者病情复杂，且同时使用多种药物进行治疗，很容易引起药物间的相互作用。有调查发现，65 岁以上的老年人同时患有 2 种疾病的占 48%，3 种以上疾病的占 32%，4 种以上的占 20%。被调查的人群中服药率为 78.9%，其中长期用药（半年以上）占 83.7%，短期用药（半年以下）占 16.3%，平均每人服药 3.4 种。老年人作为一个特殊群体，随着年龄增长，各项生理功能降低，患病率增高，造成这一群体通常服用多种药物，药物的联合也许会增加疗效，但是其相互作用造成的药物不良事件也就相应增多。

药物相互作用是指 2 种或多种药物同时或先后经相同或不同途径给予，各药间产生相互影响，而使药物作用或者效应发生变化。药物相互作用可发生在药物体外的配伍中，但更多的是发生在药物的吸收、分布、代谢和排泄过程中。

（一）体外配伍的药物相互作用

此种情况多发生于液体药物的合并应用中，如注射剂在同一针筒或输液瓶中的混合应用所产生的沉淀、混浊、变色、分解、产生毒物等物理或化学变化，其中多数变化可使药效降低或失效，甚至产生有毒物质。引起变化的主要原因有：

1. 溶剂的改变　注射液的溶剂多是注射用水，但有些非水溶性的药物常用乙醇、丙二醇、甘油等作溶剂。当非水溶性药物加入水溶性药物中时，因溶剂性质的改变，常析出结晶沉淀。

2. pH 的改变　一般的 pH 值相差较大的注射液混合后易发生变化。

3. 生成新的化合物　如将氯化钙注射液和碳酸氢钠注射液混合时，可产生难溶性钙盐而发生沉淀。

4. 离子作用的影响　一般情况下,阳离子型或者阴离子型药物均可与非离子型药物相混合,而阴离子型和阳离子型药物相混合时,易析出难溶于水的沉淀。

（二）药代动力学相互作用

药代动力学相互作用常因联合用药时血药浓度或者血药浓度-时间曲线下面积的改变所引起。相互作用可发生在药物的吸收、分布（及体内主动转运）、代谢和排泄过程中,导致产生的药理效应的改变。

1. 影响药物的吸收　改变胃肠蠕动,可影响药物吸收,口服药物主要在小肠吸收,胃排空的快慢是影响药物由小肠吸收快慢的主要因素之一。如抗胆碱药物可抑制胃肠蠕动,使同时使用的药物吸收增加,而增强胃肠蠕动的缓泻剂则使同时使用的药物吸收减少。此外,金属离子都容易与四环素相互结合形成不溶解的复合物而影响吸收。

2. 影响药物分布

（1）竞争血浆蛋白的同一结合部位:血浆中的药物一部分与血浆蛋白可逆性结合,另一部分呈游离型,只有游离型药物才能发挥作用。当两种与血浆蛋白同一结合部位结合的药物同时应用时,可发生竞争,其结果是一种药物可被另一种结合力强的药物从血浆结合部位上置换出来,变为游离型药物,其药理作用增强,甚至产生毒性。如华法林的血浆蛋白结合率为98%～99%,与保泰松合用时可被其置换,其抗凝作用成倍增加,容易造成出血等风险。

（2）相互作用发生在药物的主动转运过程:据报道,中枢性降压药胍乙啶等是通过主动转运机制为肾上腺素能神经所摄取,但这个主动转运机制可被拟交感胺类物质和三环类抗抑郁药所抑制,使抗高血压效应被阻断,以致"翻转"为升血压。

（3）相互作用促使药物与组织结合:据报道,奎尼丁和地高辛合用,可使地高辛的血药浓度增高 1 倍,其主要机制是奎尼丁减少了地高辛在肾小管中的排泄。但近年又证明,奎尼丁可能与地高辛在组织中（主要是肌肉）竞争结合位点,使地高辛在组织中分布减少。

3. 影响药物的代谢　药物代谢主要在肝脏中进行,某些药物对酶的活性有诱导或抑制作用,所以当几种药物合用时,可通过对肝药酶的影响而改变其代谢速率,导致药物的代谢加快或减慢,从而影响药效。

4. 影响药物排泄　竞争肾小管分泌系统而影响排泄:大多数药物经肾脏排泄,主要是通过肾小管滤过和肾小管分泌。有些药物可竞争肾小管分泌,从而使另一些药物肾小管分泌受到抑制,致使血药浓度升高、药效增强或者作用时间延长。

肾小管重吸收过程的药物相互作用:药物自肾脏排泄的速度受多种因素的影响,其中肾小管内尿液 pH 是最重要的因素之一。分子型药物易被肾小管重吸收,而离子型的药物则相反。弱酸性药物在碱性尿中或弱碱性药物在酸性尿中主要以离子型存在,不易被重吸收而排泄较快,如阿司匹林等与碳酸氢钠同时服用,可因后者使尿中 pH 值升高,促进其药物排泄。

（三）药效学相互作用

两种及以上药物联合应用时,可通过作用于同一部位、同一机制,也可通过作用于不同部位、不同机制产生药理上相似或相反的效应,从而影响药效。

1. 作用于受体部位的药物相互作用　不同的药物作用于机体同一部位或者受体时,可产生作用增强或减弱的效应,即产生协同或对抗作用。

2. 影响水电解质平衡而产生药物相互作用　一些药物影响体内水与电解质的平衡,从而对某些药物产生影响。如噻嗪类利尿药等与洋地黄制剂合用,因前类药物有排钾的作用,从而使血钾降低，心肌细胞内钾减少，稍有不慎，有可能会诱发或增强洋地黄中毒症状。

总之，药物相互作用是一个复杂的问题，医师在对老年患者用药时，应格外小心，注意药物的相互作用，并向患者交代清楚。另外，医生在用药时，还需要考虑药物对患者本身疾病的影响。譬如，老年人常患有青光眼，且老年男性患者很多都存在前列腺肥大的问题，在治疗老年患者中枢神经疾患的药物中，有不少药物存在抗胆碱作用，如不加以注意，可引起尿潴留及青光眼的恶化。因此，在给予老年患者用药时，不仅需要我们关注药物本身之间的相互作用，还需关注药物对老年患者本身疾病的影响。

五、注意合理选择药物

由于老年人的疾病产生原因比较复杂，相同的症状可能由不同的疾病及病因所引起，因此选用药物也要有较强的针对性才能达到预期的治疗目的。例如咳嗽，有可能是感冒，也有可能是支气管炎引起，还有可能是肺炎甚至是肺部肿瘤等引起，都必须根据症状与体征寻找病因、选准药物以及足量足疗程用药。

（一）掌握用药指征，合理选择药物

老年人由于生理衰老、病理变化，病情往往复杂多变，若药物使用不当可使病情恶化，甚至无法挽救。如一高血压患者，平时肾功能稍差，BUN $7.14 \sim 10.71$ mmol/L，在肺部感染时选用青霉素加庆大霉素肌内注射，2 d 后，肾衰竭，BUN 升至 $28.56 \sim 35.70$ mmol/L，5 d 后尿闭，7 d 后死亡。尸检发现多灶性肾近曲小管坏死，符合急性药物中毒性肾衰竭。因此，老年人用药一定要掌握少而精的原则，选择药物时要考虑到患者既往疾病及各器官的功能情况。对有些病症可以不用药物治疗的就不要急于用药，如失眠、多梦患者，可通过节制晚间紧张的脑力劳动和烟、茶等，而收到良效老年人精神情绪抑郁，可通过劝慰，心理指导等治疗，其效果常比用药好。

（二）掌握最佳用药剂量

由于老年人对药物耐受能力差，个体差异增大，半衰期延长，因此，对老年人用药剂量必须十分慎重。有人主张，从 50 岁开始，每增加一岁应减少成年人用量的 10%。也有人主张 60 岁以上用成年用量的 1/3，70 岁用 1/4，80 岁用 1/5。我们的体会是，对老年人的用药剂量，应根据年龄、体重和体质情况而定。对年龄较大，体重较轻，一般情况较差的老年患者应从"最小剂量"开始。如能进行血药浓度监测，则可更准确地根据个体差异调整用药剂量。

（三）掌握用药的最佳时间

掌握好用药的最佳时间可以提高疗效，减少不良反应。如洋地黄、胰岛素，凌晨 4 时的敏感度比其他时间大几倍甚至几十倍。皮质激素的应用，目前多主张长期用药者在病情控制后，采取隔日一次给药法，即把 2 日的总量于隔日上午 6～8 时 1 次给药。这是根据皮质激素昼夜分泌的节律性，每日早晨分泌达高峰，这时给予较大量皮质激素，下丘脑-垂体-肾上腺系统对外源性激素的负反馈最不敏感，因而对肾上腺皮质功能抑制较小，疗效较好，产生库兴综合征等不良反应较小，一般多数口服药物可在饭后服，先其对消化道有不良反应的药物如铁剂、某些抗生素等。有些药物要求在空腹或半空腹时服用，如驱虫药、盐类泻药等。有些药要求在饭前服，如健胃药、收敛药、抗酸药、胃肠解痉药、利胆药等。

老年人因肝肾功能减退，导致机体对药物的吸收、分布、代谢和排泄等能力减退，所以其不良反应率要比年轻人高 2～3 倍，只有充分认识这一问题，合理用药，方能达到用药安全有效和防病治病之目的。

六、药物治疗要适可而止

目前,我国60岁以上的老年人占全世界的1/5,已成为老龄化速度最快、老年人口最多的国家。关注老年人用药的特殊性,坚持正确使用药物的原则性,是老年患者健康长寿的重要环节之一。

老年人常常同时伴有多种疾病,需要接受多种药物治疗,即所谓多重用药。老年患者的多重用药问题普遍存在,一项美国门诊患者调查显示,57%的≥65岁老年妇女服用处方药种类≥5种,12%的≥65岁老年妇女服用处方药种类≥10种。除医师处方外,老年人还常自行购药,包括广告药物、非处方药物、保健品和中草药等。多重用药会导致药品不良反应增加及用药依从性降低等后果。

老年人用药很难制定统一的标准,所以应当注意以下六个原则:

(一)个体化

因老年人患病史和药物治疗史不同,治疗的原则也有所差异,应当根据每位老年人的具体情况量身定制适合的药物、剂量以及给药途径。如激素类药物可的松,必须在肝脏代谢为氢化可的松才能发挥疗效,所以患有肝脏疾病的老人不应使用可的松,而应当直接使用氢化可的松。

(二)优先化

老年人常患有多种慢性疾病,为避免同时使用多种药物,当突发急症时应当确定优先治疗的原则。如突发心脑血管急症时,暂停慢性胃炎或前列腺肥大的治疗。

(三)简单化

老年人用药要少而精,一般应控制在4种以内,减少类型、作用相似药物的合并,尽可选用长效制剂,以减少用药次数。药物治疗要适可而止,不必苛求痊愈。如降压药尽量使用长效且一日一次的口服制剂。

(四)减量化

药物在老年人体内发生的改变,使老年患者对药物的敏感性增加、耐受力降低、安全范围缩小。所以除使用抗生素外,用药剂量一般要减少,特别是解热镇痛药、镇静催眠药、麻醉药等。60~80岁的老人用药剂量为成年人的3/4~4/5,80岁以上的老人应为成年人的1/2,部分特殊药品例如强心苷类药品仅为成年人的1/4~1/2。

(五)饮食化

多数老年人体内蛋白质比例降低,加之疾病、消瘦和贫血等原因均影响着药物的疗效,应当重视食物的营养选择与搭配。如老年性糖尿病患者注意调节饮食,以保证降血糖药物的疗效。

(六)人性化

关怀老年人,特别是关爱患有慢性疾病的老年人,对有效地发挥药物疗效至关重要。如老年人容易漏服药,可以准备数个小瓶,并标注清楚一周七天早、中、晚的时间,将一周需用的药物预先分放好,便于老人服用,也可建立服用药品的日程表或备忘卡。还应向老年人广泛宣传必要的用药小常识,如服药最好用白开水,肠溶片和缓释片不可掰碎了服用等。

七、控制输液量

对老年患者的给药原则,是按口服、肌内注射、静脉注射的顺序进行。如果患者昏迷不醒,或者呕吐频繁,做过胃肠手术,则需要注射药物。但输液要控制输液量,防止输液带来的不良后果。要防止输液的不良后果有:

(一)输液反应

这是一种最常见的由输液造成的反应,其原因是输入了致热源或者输入的液体保存不当,换输液瓶时消毒不规范,无菌操作不严密,导致瓶口污染等因素所导致。大多都在输液1 h左右发生,患者出现全身寒战,继而高热,体温可达40℃以上,常伴恶心、呕吐、头痛、头晕等症状。

(二)肺部水肿

输液时,如果输液量过多、速度过快,对于一个心功能已减退的老年人来说,就容易诱发心衰和肺部水肿,重者可危及生命。患者可出现呼吸困难,反复咳嗽,吐白色泡沫痰,严重者可吐粉红色泡沫样痰。这种现象尤其发生在原有肺部疾患(肺炎、肺气肿)的患者及心脏功能不全(冠心病、高血压、心肌病)的患者,老年人更应引起注意。

(三)循环障碍

一些葡萄糖、盐水注射制剂中均含有一定量的不溶性微粒。据《中国药典》规定:"每毫升液体含量直径10 um以上不溶性微粒数不得超过20个。"按此标准计算,如患者一次输液500 mL,可能有1万个微粒直接进入血液中。因为微循环血管管径很小,最小者仅3 um,容易导致微循环障碍。

(四)过敏反应

某些药物由于个人体质的特异原因,可引起迟发性药物过敏反应,即使皮肤试验阴性后也不可大意。据报道,有位患者在医院门诊做青霉素皮试阴性后即进行输液,当液体还剩余150 mL时,患者出现胸闷、心跳加快、呼吸急促、烦躁不安、全身荨麻疹等症状。在此之前患者无任何不适感。所幸患者抢救得及时而脱险。

(五)皮下出血

如果多次、大量输液,对一个本有微循环障碍的老年人来说,犹如"雪上加霜"。同时,老年人静脉穿刺部位还常会发生皮下出血、炎症坏死以及静脉炎等。

(六)空气栓塞

由于在输液中更换液体时带入大量的空气或输液管连接不紧漏气而引起,这种情况比较危险。如果进气量小,可在肺内毛细血管被吸收,如果进入气体量多,可阻塞肺动脉,造成严重缺氧,患者出现呼吸极度困难、呛咳以及嘴唇发青,可因重度缺氧导致死亡。

八、用药后观察

在老年人用药期间,应密切观察变化,一旦发生任何新的症状或体征,包括身体、认知和情感方面的变化,要考虑到药物反应及病情变化,必要时暂停正在服用的药物。老年人药品不良反应发生率高,医务人员要密切观察和预防药物的不良反应,提高老年人的用药安全。

(一)密切观察药物不良反应

要注意观察老年人用药后可能出现的不良反应,及时处理,如对使用降压药的老年患者,要注意提醒其直立、起床时动作要缓慢,避免直立性低血压。

(二)注意观察药物矛盾反应

老年人在用药后容易出现药物矛盾反应,即用药后出现与用药治疗效果相反的特殊不良反应。如用硝苯地平治疗心绞痛反而加重心绞痛,甚至诱发心律失常,所以用药后要细心观察,一旦出现不良反应时宜及时停药、就诊,根据医嘱改服其他药物,保留剩药。

(三)用药从小剂量开始

老年人用药一般从成年人剂量的 1/4 开始,逐渐增大至 1/3→1/2→2/3→3/4,同时要注意个体差异,治疗过程中要求连续性的观察,一旦发现不良反应,及时协助医生处理。

(四)选用便于老年人服用的药物剂型

对吞咽困难的老年人不宜选用片剂、胶囊制剂,宜选用液体剂型,如冲剂、口服液等,必要时也可选用注射给药。胃肠功能不稳定的老年人不宜服用缓释剂,因为胃肠功能的改变影响缓释药物的吸收。

(五)规定适当的服药时间和服药间隔

根据老年人的服药能力、生活习惯,给药方式应尽可能简单,当口服药物与注射药物疗效相似时,则采用口服给药。由于许多食物和药物同时服用会导致彼此的相互作用而干扰药物的吸收。如含碳酸钙的制酸剂不可与牛奶或者其他富含维生素 D 的食物一起服用,以免刺激胃液过度分泌或造成血钙或者血磷过高。此外,如果给药间隔过长达不到治疗效果,而频繁的给药又容易引起药物中毒。因此,在安排服药时间和服药间隔时,既要考虑老年人的作息时间又应保证有效的血浓度。

(六)其他预防药品不良反应的措施

由于老年人用药依从性较差,当药物未能取得预期疗效时,更要仔细询问患者是否按医嘱服药。对长期服用某一种药物的老年人,要特别注意监测血药浓度。对老年人所用的药物进行认真的记录并注意保存。

老年人是一个特殊的群体,在我国老年人因不合理用药而导致的不良反应较为普遍。医务工作者应不断加强学习,及时更新药物知识,尽可能准确地确定疾病状态,选择合适的药物、剂量和间隔时间,给药方案尽可能简化,使患者易于顺应。患者也应按医师的医嘱去服用药物,不要漏服、多服或随意停服,更不要按药物的广告宣传自行服用并不了解的药物。总而言之,医务人员对老年患者应给予更多的关爱和关注,积极采取措施,加强对老人的健康干预和早期预防,为老年人提供良好的卫生保健服务,使老年人的健康水平提高,促进中老年人健康长寿。

第五节　妊娠期和哺乳期用药注意事项

为了适应胎儿、婴儿正常发育的需求,妊娠期及哺乳期妇女体内各系统均发生了一系列适应性的生理变化。而胎儿、婴儿各处于不同的发育阶段,各器官系统发育尚未完善,生理情况与成年人显著不同。并且孕妇和哺乳期妇女用药十分普遍,调查显示,有 60%～90% 的妊娠期妇女使用过药物,药物平均使用数量为 1～3 种,由于所使用的药物的差异以及患者本身的各阶段生理状况各不相同,因此了解妊娠期、哺乳期的用药注意事项,对母婴的健康至关重要。

一、妊娠期用药注意事项

（一）在妊娠头 3 个月用药要特别谨慎

影响药物对胎儿产生不良反应的因素包括有药物本身的性质、药物的剂量、使用药物的持续时间、用药途径、胎儿及新生儿对药物的亲和性以及用药的胎龄，其中最重要的就是用药的胎龄。

胎儿所处的生长发育是哪一阶段，对胎儿暴露于药物所受的影响极其重要。卵子受精后 2 周，即着床前后，药物及环境有毒物质对胎儿的影响通常表现为"全"或者"无"现象。"全"是表示胚胎受损严重而死亡，最终流产；"无"是指无影响或影响很小，可以经其他早期的胚胎细胞的完全分裂代偿受损细胞，胚胎继续发育，不出现异常。受精后 3～8 周，亦即停经后的 5 周至 10 周，胎儿各部位开始定向发育，主要器官均在此时期内初步形成。孕妇在这个阶段内服药，可能对将发育成特定器官的细胞产生伤害，而使胎儿的发育停滞、畸变，这是"致畸高度敏感期"。器官开始发育至初步形成有一定时间，具体而言，大约在受精后 15～25 日神经初步形成，心脏在 20～40 日，肢体在 24～26 日，受精后的第 9 周至足月妊娠，胎儿各个器官继续发育，其功能逐步完善，但神经系统、生殖系统及牙齿仍在不断发育，神经系统的分化持续到胎儿成熟，直至新生儿时期仍在继续。

在整个妊娠过程中，用药都需要谨慎，特别是在妊娠头 3 个月内用药需要特别谨慎。因为此阶段是胚胎器官和脏器的分化期，也是致畸的敏感期，其中妊娠第 21～35 天为高敏感期，胎儿心脏、神经系统、呼吸系统、四肢、性腺以及外阴相继发育，若此期间胚胎接触毒物，最易发生先天性畸形；妊娠 3～5 周，中枢神经系统、心脏、肠、骨骼及肌肉均处于分化期，致畸药物在此期间可影响上述器官或系统；在妊娠第 34～39 天，可致无肢胎儿；在妊娠第 43～47 天，可致胎儿拇指发育不全及肛内直肠狭窄。

（二）在整个妊娠过程中，尽量选用对孕妇及胎儿安全的药物

多数药物在胎儿体内与血浆蛋白的结合率比成人低，所以游离药物浓度较高。胎儿体内含多种代谢酶，如组织胺酶可破坏来自母体的组织胺，单胺氧化酶可通过去胺氧化而灭活儿茶酚胺。胎儿肝脏中细胞色素 P450 酶系统代谢功能不足，葡萄糖醛酸转移酶络合作用缺乏，机体生物转化的两个基本步骤功能均不完善，药物解毒功能降低。胎儿肾功能不完善，滤过率低，药物排泄慢，易发生蓄积，氯霉素、四环素、磺胺类药物等主要经肾排泄的药物更易对胎儿产生毒性。在整个妊娠过程中，我们要充分了解药物在妊娠患者体内的过程、药物在胎儿体内的过程以及药物的危险等级，以选用对孕妇及胎儿安全有效的药物。

1.药物在孕妇体内的代谢过程

（1）药物的吸收：药物的吸收是指药物自体外或给药部位，经过细胞组成的屏障进入血液循环的过程。大多数药物都以单纯扩散进入体内，扩散速度取决于屏障膜的性质、面积及膜两侧的浓度梯度、药物的性质。分子量小的（1000 以下）、脂溶性大的、不易离子化的药物较易吸收。药物的解离常数 pKa 以及所在溶液的 pH 值，是影响吸收的因素。如弱酸性药物在胃液中非离子型多，则胃中吸收差，多在小肠吸收。妊娠时由于胃和肠蠕动减慢，使经口给的药物吸收可能延迟，因而血浆峰浓度出现延迟和降低。如果一种药物的吸收减慢，并且停留在肠道的时间延长，则吸收的总量可能增加。如果发生呕吐和食管反射（这在妊娠期间常常发生），则干扰药物的吸收，使吸收降低。当潮气量和肺血流量增加时，经过肺进入循环的气体

药物可很快与血中的浓度平衡,使总吸收增加。透皮吸收制剂,由于皮肤血流量、细胞外水量及皮下脂肪组织量的增加,使吸收量增加。另外,妊娠晚期由于血流动力学的改变,下肢血液回流不畅,会影响药物经皮下或肌内注射的吸收,故如需快速起作用者,应采用静脉注射。

(2)药物的分布

1)妊娠过程中体内总水分增加 7 L,所增加水分的 60％分布到胎盘、胎儿和羊水,另 40％分布到母体组织,使妊娠期间母体血浆容量增加 50％,药物分布容积随之增加,药物吸收后稀释度也增加,故药物需要量高于非妊娠期。这些改变主要影响极性药物的分布容积。

2)妊娠期间体内脂肪平均增加 25％,使主要沉积在脂肪组织的药物分布容积增加,而血浆浓度降低。

3)妊娠期单位体积血清蛋白含量降低,其中清蛋白下降更明显,常出现低血清清蛋白血症。妊娠期药物与清蛋白的结合能力明显降低。另外,妊娠时,新陈代谢增加和胎儿对母体的排泄物,使需与清蛋白结合的内源性物质增加,药物与清蛋白结合减少,血内游离药物增多,因而到组织和通过胎盘的药物相应增多,因此妊娠期用药效率增高。实验证明,药物非结合部分增加的常用药物有地西泮、苯妥英钠、苯巴比妥、哌替啶以及地塞米松等。

(3)药物的代谢:妊娠期间药酶的诱导和抑制取决于代谢系统的活性。例如在妊娠期间代谢咖啡因的细胞色素 P450 酶活性较低,而肝代谢苯妥英的活性增高。

(4)药物的排泄:从早期妊娠开始,肾血流量增加 35％,肾小球滤过率增加 50％,此后整个孕期维持高水平,这些因素均加速药物从肾脏排出,其中一些主要从尿液中排出的药物,如注射用硫酸镁、地高辛等,宜采用侧卧位,以增加肾血流量,促进药物的消除。另外,肾功能不全,会明显影响到药物在体内的半衰期。当在妊娠高血压疾病或慢性肾炎等疾病合并肾功能不全时,对所应用药物的半衰期应有充分的估计。

2.药物在胎儿体内的代谢

(1)药物的吸收:药物进入胎儿体内主要是通过胎盘,也可通过吞咽羊水,自胃肠道吸收少量药物。现已证明,胎儿 24 小时吞咽羊水 500～700 mL。此外,胎儿皮肤也可从羊水中吸收药物。

(2)药物的分布:药物在胎儿体内分布与胎儿血液循环一致。血流通过脐静脉,大部分经肝脏至心脏,小部分经静脉导管至下腔静脉,因此血流分布至肝脏量很大。另外,50％心脏排出量回至胎盘,而另一半中大部分至胎儿大脑,因此药物分布至大脑和肝脏较多。缺氧时,由于血液再分配,分配至脑血流增加,药物就更集中。而胎儿在不同胎龄血供不同,致使不同组织的药物浓度随胎龄不同而有所差别。整个孕期,胎儿含水量亦随胎龄而不同。整个孕期,胎儿含水量亦随胎龄而不同:如孕 16 周时全身含水量为 94％,而足月时则下降至 76％。细胞外液减少,因此脂溶性药物分布和蓄积亦少,随着胎龄增加,脂肪蓄积渐渐增多,脂溶性药物亦随脂肪分布而分布。胎儿脑水分少,故脂溶性药物蓄积也少。

(3)药物代谢:胎儿对药物代谢从质和量上较成人差,胎儿肝脏线粒体酶系统功能低,分解药物的酶系统活性也不完善,葡萄糖醛酸转移酶活性仅为成人 1％,对药物解毒能力极低。主要由胎盘转运,从胎儿重返母体,再由母体解毒排泄。

(4)药物排泄:胎儿肾脏发育不全,肾小球滤过率低,排泄缓慢,使药物在血液内或组织内半衰期延长,消除率下降,容易引起药物的蓄积中毒,对器官产生损害。但药物经肾脏排入羊水,可达一定浓度,或者随胎儿吞咽羊水再进入羊水—肠—肝的再循环,或通过脐动脉再回到母体。

3. 药物的危险分级 根据美国食品药品管理局（FDA）颁布的药物对胎儿的危险性而进行危险等级（即 A 级、B 级、C 级、D 级以及 X 级）的分类表，分级标准如下：

A 类：对照研究显示无害，已证实此类药物对人类胎儿无不良影响，是最安全的。

B 类：对人类无危害证据，动物实验对胎畜无害，但在人类尚无充分研究。多种临床常用药均属此类。

C 类：不能排除危险性，动物实验可能对胎畜有害或缺乏研究，在人类尚无有关研究。本类药物只有权衡了解对孕妇的好处大于对胎儿的危害之后，方可应用。此类药物临床选用困难，但妊娠期很多常用药属于此类。

D 类：有对胎儿危险的明确证据。尽管有危险性，但在孕妇用药后有绝对的好处，如孕妇有严重疾病或受到死亡威胁急需要用药时，可考虑应用。

X 类：在动物或人类的研究均表明它可使胎儿异常，或根据经验认为在人，或者在人及动物，都有危害的。本药物禁用于妊娠或者将妊娠的患者。如表 2-4 所示：

表 2-4 已知的致畸药物和常见化合物

药物或化学物质	对胎儿的主要危害
乙醇	生长迟缓、智力低下；心、肾、眼等多器官病变
烷化剂包括白消胺、氮芥、环磷酰胺、苯丁酸氮芥等	多发畸形、生长迟缓
抗代谢药包括氟尿嘧啶、甲氨蝶呤、巯嘌呤等	多发畸形、生长迟缓
卡马西平	中枢神经缺陷增加
一氧化碳	脑萎缩、智力低下、死胎
香豆素类抗凝血药	中枢神经、面部及骨骼畸形
己烯雌酚	女婴生殖道异常、阴道癌
铅	发育迟缓
锂	心血管畸形率增加
甲基汞、硫酸汞	头、眼畸形；脑瘫、智力低下等
多氯化联苯	多器官缺陷
青霉胺	皮肤弹性组织变性
苯妥英	颜面畸形、发育迟缓、智力低下
维生素 A 酸内用	早期流产、多发畸形
三甲双酮	多发畸形
沙利度胺	肢体畸形；心肾等器官缺陷
四环素	损害胎儿骨骼、牙；多种先天性缺陷
丙戊酸	发育迟缓、多发畸形

已证明仅有少数药物和常用的化学物质对人的确可致畸形。表 2-4 列出了具备致畸作用的药物和常见的化合物，但是此表中没有涵盖病毒（如风疹病毒或者水痘病毒等）及孕妇的病理状况（譬如妊娠期合并糖尿病等）影响因素，这些因素我们可以视其为"环境性"致畸物。

当然，在 2014 年 12 月 3 日，美国 FDA 发布一项最终规则，该规则对于妊娠及哺乳期间用药信息如何在处方药及生物产品标签中表述设定了标准，这项规则对妊娠期和哺乳期妇女及其孩子的用药安全以及处于生育期的女性和男性具备非常重要的意义。目前,FDA 一直使用 A 级、B 级、C 级、D 级及 X 级来分类妊娠期间处方药和生物制品的使用风险,但是 FDA 收到的反馈评论显示字母分类系统容易造成混淆,因为它太简单,不能反映可利用的信息,可能导致对药物的错误使用。最终规则要求标签中以"妊娠""哺乳"及"男女生殖可能性"为标题,对药物或生物制品的使用提供详细说明。每部分具体内容必须包含一个妊娠及哺乳期用药的风险摘要,一个支持该摘要的讨论及帮助卫生保健供应商做出处方及咨询决策的相关信息。新方法基于可利用信息,为母亲、胎儿、母乳喂养的儿童和处于生育期的女性和男性所面临的潜在的益处和风险提供了解释。该规则还要求当相关药品信息更新时,药品标签内容也需要及时更新。改进的标签将取代旧的 5 个字母系统,为孕妇、发育的胎儿和哺乳的婴儿提供更多有帮助的用药信息。使用处方药或生物制品的孕妇被鼓励参加这项研究。

新的标签将分为三个部分,分别为妊娠部分、哺乳部分和男女生殖可能性部分。①妊娠部分:将提供有关孕妇药物使用的相关信息,如给药剂量及胎儿潜在的发育风险,要求有一个信息注册,收集与保留孕妇使用该药物或生物制剂时如何受到影响的数据;②哺乳部分:将提供有关哺乳期药物使用的信息,如母乳中药物的量及对哺乳儿童潜在的影响;③男女生殖可能性部分:是标签新增加的部分,将包含妊娠检查、避孕以及与药物有关的不孕症。

此规则的出台,将帮助医生为孕妇、哺乳期妇女和分娩期间用药的风险/受益做出决策。

(三)用药时间宜短不宜长,剂量不宜过大

选用适当的剂量和用药时间,用药时间宜短不宜长,需要了解不同的疾病的疗程。妊娠期是人类特殊的生理时期,对妊娠期妇女来说,由于血流动力学的改变,内分泌的调节以及代谢上的变化,导致其对药物的反应较普通人敏感。对胎儿来说,大剂量长时间应用肯定比短时间小剂量的危害要大,因此,妊娠期患者用药剂量不宜过大,剂量过大,毒副作用肯定比用量小要大。

(四)及时调整用药剂量

由于妊娠妇女特殊的生理特点,药物的体内吸收、分布、转化与代谢、排泄过程发生很大变化,从而相同药物治疗方案可能产生不同的临床表现,如由于妊娠期大量雌、孕激素的影响,胃酸和蛋白酶分泌量减少,胃肠蠕动减慢,弱酸性药物如水杨酸吸收减少,而弱碱性药物如镇痛、安眠药吸收增加同时,妊娠期肝脏酶系统与转化功能降低而易导致药物的蓄积中毒。因此,妊娠期患者可以根据其血药浓度及患者临床表现及时调整用药剂量。

治疗药物监测临床用于效应与血浓度或者血浓度范围相关的一类药物。监测血药浓度可直接观察治疗效应和毒性效应等信息资料,如产生治疗效应和毒性效应的浓度,高于或低于治疗浓度范围的临床表现,剂量与取样间的关系等。通过确定一定血浓度药物期望效应、非期望效应和毒性效应发生的频率和程度修饰、调整剂量方案,完善整个治疗过程。

作为一般原则,治疗药物监测适于以下情形:

1. 预防用药　预防用药无治疗终点,或治疗终点难以确定,如哮喘、癫痫、心律失常等疾病的用药。对于预防用药,作为判断效应的指标,血药浓度比剂量更有临床意义。

2. 治疗窗窄的药物　药物的毒性效应浓度与治疗效应浓度十分接近,剂量的微小变化,即可引起效应的较大变化。测定血药浓度可以保证有效浓度范围,最大限度地减少与剂量有关的毒性。如洋地黄苷类、氨基糖苷类、利多卡因以及氨茶碱等。

3. 易产生耐药性的药物　妊娠妇女易发生焦虑等精神症状,因此常使用麻醉性镇痛药、巴比妥类催眠药等,监测这类药物的血浓度可避免耐药性产生。

4.毒性反应与疾病本身相似的药物　毒性反应与疾病的临床症状仅凭医生的临床经验或患者的临床表现难以判断,如洋地黄苷类药物引起的恶心、呕吐、心律失常,氨茶碱引起的心律失常,环孢素引起的肾毒性,测定血药浓度有助于做出正确判断,并作为增减剂量的依据。

5.某些抗感染药物　不同抗感染药物的最小抑菌浓度因致病菌不同而异,因感染部位不同而异,而一般方法确定抗感染药物的治疗浓度十分困难,过程十分复杂。如庆大霉素用于假单胞菌属治疗的浓度高于用于治疗其他致病菌引起的感染的浓度,而用于治疗革兰阴性肺炎杆菌感染的浓度比其他感染所需浓度高。因此,监测血浓度有助于确定药物的最小抑菌浓度。

妊娠妇女的生理变化导致妊娠期所用药物的体内处置受到影响,产生效应的血药浓度增加或降低,临床效应难以预测,测定血药浓度有助于减少或避免因机体吸收、分布、转化与代谢、排泄的变化而引起的血药浓度的变化,有助于避免无效治疗或者毒性治疗。

但目前治疗药物监测的工作开展不一,部分医院不能做到治疗药物浓度监测或是监测药物的种类有限,因此妊娠期患者给药剂量的调整存在困难。此时,妊娠期妇女可以参照药代动力学参数,进行修饰后再进行调整。

(五)应当避免应用新药

新药虽然要进行一系列的动物实验和Ⅰ期、Ⅱ期、Ⅲ期临床观察后才大量生产投入使用,但由于各期临床观察时间短,各种资料不足,因此,妊娠期患者尽量避免应用新药。动物实验正确的结果、结论在人类不一定正确,尤其是孕妇、胎儿、不满1月的婴儿。许多老药之所以可以放心地使用,是因为在人类长期使用后,积累了大量的实践数据,证明对孕妇和胎儿安全,可以长期使用。

(六)使用可引起子宫收缩的药物要特别谨慎

垂体后叶素、缩宫素等宫缩剂小剂量即可引起子宫阵发性收缩,大剂量可使子宫强直收缩。临床上主要用于不完全流产、难免流产、引产、产程中加强宫缩以及宫缩激惹试验。用于催产时,如果产妇骨盆小、阴道狭窄、粘连变形、胎儿大、分娩有困难以及有剖腹产史者,使用此药容易导致子宫破裂,故禁用。此外,在胎儿臀位时因子宫上段是收缩带,下段是扩张带,此药引起的子宫下段收缩可使胎儿头部受压,因此也有专家不赞成应用垂体后叶素引产。但也有部分学者认为,如果子宫口已开到5 cm左右,并且宫缩不佳时,需要加强宫缩,此时才考虑使用此药。

对催产素有禁忌证的产妇绝对不能应用,对适合用催产素的产妇,应用时也要特别谨慎,不可剂量太大,需要严密观察子宫收缩及密切监测胎心。如果发现子宫收缩过强,频率过高,或者胎心不正常时,需要立即停用。

麦角毒、麦角胺、麦角新碱等可引起子宫强直性收缩,其作用也较持久。临床上用于产后出血,但在胎盘娩出前禁用此药。胎盘娩出前使用此药可引起胎盘嵌闭,子宫强直性收缩;胎儿娩出前使用此药则可引起胎儿窒息死亡。此外,用于产后出血服药时间不要超过2 d,超过2 d不仅可引起子宫收缩,还可引起孕妇肢端血管坏死,致手指、脚趾坏死。

(七)妊娠期抗菌药不可滥用

抗菌药物是临床应用最广泛的药物,妊娠期妇女患细菌感染性疾病需要用抗菌药物时,要求临床医师既要掌握药物的作用原理、抗菌谱、用量以及毒副作用,也要熟悉这些药物对胎儿是否有影响,以及影响的程度、时期,既要达到治愈疾病的目的,还要在最大程度上减少对胎儿的影响。

(八)某些中药亦有堕胎的作用

随着中医药事业的发展及治疗水平的提高,中医药在国际范围内得到广泛的认可及应用,特别是妊娠期中药的应用。美国的一项研究显示,妊娠期中药的使用率达 9.4%,且多数在妊娠前 3 个月内使用。

目前普遍的观点认为西药的毒副作用大,容易对胎儿的生长发育造成损害,严重者可致流产或者胎儿畸形,而中药来源于自然界,为天然物质,安全无毒。但实际上,中药也为药品,并且在妊娠这一特殊时期,药物也可通过胎盘屏障进入胎儿体内,对胎儿产生影响。因此,妊娠期中药的使用切不可擅自,宜注意有些药物妊娠期妇女不宜使用。

早有中医著作就有对妊娠期用药禁忌有详细记载。如《神农本草经》中就有记载 6 种具备堕胎作用的中药,《本草经集注·诸病通用药》也载堕胎药 41 种,隋朝《产经》中记载妊娠期禁忌的药品有 82 种等。

从以上的论著中,可将妊娠禁忌的药物归纳为两大类:第一类主要为具备毒性或者药性骏猛的药物,服用后直接对胎儿产生毒害,甚至死胎,如水银、砒霜、雄黄、轻粉、斑蝥、马钱子、蟾蜍、半夏、川乌头、草乌头、巴豆、甘遂、大戟、芫花、牵牛子、商陆、麝香、三棱、莪术等。此外,国家卫计委还规定:砒石、升白附子、生附子、生半夏、生天南星、青娘子、红娘子、藤黄、生千金子、生天仙子、闹羊花、雪上一枝蒿、红粉、降丹、蟾蜍、洋金花等为剧毒药物,孕妇应禁用。第二类是指有些药物虽不具备毒性,但是药物或者药性可损伤胎元,造成胎漏、胎动不安等,如活血祛瘀药牛膝、川芎、桃仁、红花;行气破滞药物杜丹皮、枳实;攻下泄泻药物如大黄、番泻叶、芒硝、大辛;大热之物如附子、肉桂等。此类药物在临床应加以慎用。

二、哺乳期用药注意事项

(一)常见可进入母乳的药物及婴幼儿体内的血药浓度

大多数药物在从血浆向乳汁的转运过程中,均以被动扩散的方式进入乳汁,分子量低于200 的非电解质药物,可经乳腺上皮的膜孔扩散进入乳汁。药物由乳汁排出的量及速度受诸多因素的影响。

1. 药物在母体中的药物动力学特点 在母体血浆中能与蛋白结合的药物不能向母乳中转运,仅游离型的药物才能转运。游离型药物的血浆浓度取决于给药剂量以及药物在体内的吸收、分布、蛋白结合、代谢以及排泄的情况。个体对药物得处置存在差异,生物利用度高,蛋白结合率低,表观分布容积小,半衰期长的药物向乳汁转运量较多,反之则较少。

2. 药物解离常数(pK)的影响 药物向乳汁转运与其解离度有关,药物在溶液中离子化的程度由解离常数(pK)表示。多数弱电解质(几乎所有的药物皆为弱电解质)总能一部分离子化,只有非离子型的药物才能通过生物膜。母乳的 pH 值比母体血浆稍低为 7.0(6.3~7.3),呈弱酸性或中性。在临床上使用的药物多为弱酸性或弱碱性盐。酸解离常数(pKa)低的药物在血浆中(pH 值 7.4)大部分被离子化,因为其脂溶性变化不大,则易向乳汁中转运。因此,弱碱性药物在乳汁中的浓度较高。

3. 其他因素的影响 药物向乳汁中转运还受到药物相对分子量大小的影响。临床上常用药物的相对分子质量多在 250～500,可根据其离子化和脂溶性的程度向乳汁中转运,相对分子质量小于 200 的水溶性药物,可通过细胞膜的孔道向乳汁中转运,但高分子化合物(如胰岛素、肝素、华法林等)则不能转运至乳汁。

生物膜为脂质膜,脂溶性的药物比水溶性的药物较易通过,脂溶性高的药物可大量进入母乳的脂肪中,所以转运速度也快。

另外,如乳腺组织的血流量和血浆中的药物浓度等,都是影响药物向乳汁转运的因素。某些药物在母体血浆、乳汁以及婴儿血浆中的分布见表 2-5。

表 2-5　常见可进入母乳的药物及进入婴儿体内的血药浓度

药物名称	浓度(μg/mL)		
	母体血浆	乳汁	婴儿血浆
氨苄西林	20～35	5～10	0.5～1.0
氯霉素	20～40	13～30	2～5
多粘菌素 E	3～5	0.5～0.9	0.01～0.05
红霉素	5～20	20～50	10～20
庆大霉素	3～8	1～3	—
异烟肼	6～12	6～12	3～6
卡那霉素	5～35	2～5	0.05
白霉素	3～15	0.5～2	0.01～0.05
呋喃妥因	0.3～1.5	微量	微量
新霉素	12～52	3～5	5～20
青霉素	60～120	5～35	0.2～1.0
苯唑西林	5～10	0	0
利福平	5～15	2～5	0.5～2.0
链霉素	20～30	10～30	0.01～0.02
磺胺甲恶唑	60～120	60～120	50～100
苯妥英钠	6～16	0	0
扑米酮	6～16	0	0
乙琥胺	30～70	0	0
苯巴比妥	20～50	20～50	10～20
卡马西平	6～12	5～10	5～7
地西泮	0.5～1.5	0.2～1.0	0.2～0.8
溴化物	150～200	10～50	10～60
氯丙嗪	1	0.3	0.05～0.1
丙咪嗪	2～13	0.5～1.5	0.05～0.5
碳酸锂	2～11	0.7～1	0.5～1.5

能够转运至乳汁中的药物很多,除表 2-5 中列出的药物之外,还有水合氯醛、环磷酰胺、林可霉素、甲巯咪唑、甲氨蝶呤、泼尼松以及吗啡等药物。因此在用药前必须权衡哺乳期用药的必要性以及对乳儿可能造成的危害,最后再决定是否需要用药。

(二)哺乳期母亲用药的原则

哺乳期用药的基本原则是尽可能减少药物对乳儿的影响。哺乳期用药时,哺乳时间应避开血药浓度高峰期,减少乳汁中的药物浓度。由于乳汁是持续的产生,在体内并不潴留,因此,哺乳期可服用较安全的药物,并等到过了药物一个血浆半衰期后再喂奶,如果母亲所用药物对孩子影响较大,则应停止喂奶,暂时实行人工喂养。

哺乳期用药原则:

1.首先应建议母亲只有在万不得已的情况下才服用药物。

2.如果使用药物需选用一定依据证明对婴儿无明显损害的药物。

3.选用药物代谢特点比较清楚,向婴儿转运少的药物。

4.告知可能发生的任何不良反应。

5.一旦发生不良反应应及时向医生报告。婴儿的毒性反应与成人不同,如不能肯定婴儿身体变化是否与乳汁中药物有关,应暂停授乳。

6.测定母乳内和婴儿血中药物浓度,也有助于判断婴儿的变化是否与乳汁中的药物相关。

7.如母亲正在接受抗凝剂治疗,而婴儿也因某种原因须接受手术治疗,必须在手术前测定婴儿凝血酶原时间。

8.血中药物浓度降低时乳汁中药物有可能渗透回血浆,应选择下一次服药前授乳,或在服药后尽可能长的时间后授乳。

9.严格掌握适应证,控制用药剂量,限制用药时间。

(三)乳母禁用或慎用的药物

1.各类药物对乳儿的影响

(1)抗菌药物:这类药物在乳汁中的浓度差异很大,偶尔可见过敏或者毒性反应。乳儿反复少量接触这类药物极易导致耐药菌株的产生。如乳汁中微量的青霉素即可致受乳儿过敏反应,并可能发生危险;也可由于微量的氨苄西林而发生皮疹;四环素类可使骨骼和牙釉受损;氯霉素可引起骨髓抑制;林可霉素、克林霉素乳药浓度高于血药浓度,可造成乳儿中毒,为哺乳期禁用药;红霉素、克拉霉素的注射剂可使乳药浓度比血药浓度高4～5倍,易致婴儿胆汁淤积性黄疸;甲硝唑可使乳汁有金属味道,导致乳儿厌食;喹诺酮类药物可使乳儿产生溶血性贫血,母亲用药时应暂停哺乳;替考拉宁注射剂可致乳儿发生不易察觉的听力及肾脏损害;异烟肼可致乳儿肝中毒,应禁用。一些肠道吸收差的药物如链霉素、庆大霉素、多黏菌素等对乳儿的影响甚微,可视为哺乳期较为安全的抗菌药物。

(2)中枢神经系统抑制药:巴比妥类药物在乳汁中排泄不多,但可促进其他药物的代谢,并可造成乳儿精神萎靡;溴化物和扑米酮可使乳儿嗜睡,还可能发生皮疹;哺乳期睡前服用水合氯醛,夜间授乳,可致乳儿晨间嗜睡;哺乳期使用地西泮,连续几日后,乳儿可出现吸吮力减弱、昏睡、体重减轻,药物蓄积可引起黄疸,所以大剂量或长期使用地西泮时,必须停止哺乳;苯妥英钠可使新生儿患高铁血红蛋白症、全身瘀斑、嗜睡和虚脱等,哺乳期应避免长期使用。其他药物如甲丙氨酯、锂盐、硫喷妥钠、乙醚以及乙醇,在乳汁中浓度均较高,都能给乳儿带来不良反应或者引起中毒。

(3)成瘾性镇痛药:吗啡、可待因在乳汁中分布浓度较高,有阿片瘾的哺乳期妇女,授乳的婴儿也能成瘾,有时产生戒断症状。新生儿对此类药极为敏感,可发生呼吸抑制,故哺乳期妇女应绝对禁用此类药物。

(4)利尿药及泻药：强利尿剂依他尼酸和呋塞米，可使乳儿听神经受到损害，并可使哺乳期妇女乳汁分泌减少。口服泻药如巴豆制剂、酚酞、芦荟以及番泻叶制剂等，均可通过乳汁刺激乳儿胃肠蠕动而致乳儿腹泻。

(5)抗凝药：苯茚二酮与血浆蛋白结合率低，游离型药物易进入乳汁，对婴儿产生不良反应。有研究表明哺乳期应用本品的妇女，哺育的婴儿易发生严重皮下出血，故哺乳期应禁用本品。肝素和华法林几乎不通过乳汁，故不在禁用之列。

(6)激素类：哺乳期妇女使用激素类避孕药，可使乳汁分泌受到抑制，而影响哺乳。而且可使男婴乳房增大，女婴阴道上皮增生。肾上腺皮质激素类在乳汁的含量虽然不大，却可抑制哺乳期妇女肾上腺皮质的分泌功能。

(7)生物碱类：麦角生物碱可抑制乳汁分泌；利血平可使小血管扩张，造成婴儿鼻塞；阿托品可减少乳汁分泌，并使婴儿心率增快；哺乳期妇女吸烟过多，可造成婴儿烟碱中毒。

(8)抗甲状腺素药：碘、放射性碘以及碘化物在乳汁浓度较高，均可对婴儿甲状腺产生抑制作用，并可引起皮疹及特异质反应。服用硫脲嘧啶后乳汁中的药物浓度可为血中药物浓度的 3～12 倍，有可能引起乳儿甲状腺肿和甲状腺功能低下，或者发生粒细胞减少或缺乏。

(9)解热镇痛药：阿司匹林可引起乳儿代谢性酸中毒，影响血小板功能，易发生出血，并可致皮疹。羟基保泰松、吲哚美辛可使乳儿骨髓抑制，并损害肝脏。对乙酰氨基酚可引起婴儿肝肾损害，感冒通（内含双氯芬酸）可使婴儿产生血尿，哺乳期妇女也应该禁止使用。

(10)维生素：当哺乳期妇女缺乏维生素 B_1 时，可使体内糖类代谢氧化不全，其中间产物乳酸、丙酮酸等也可转运至乳汁，婴儿若大量吸吮后可发生急性中毒或者死亡。因此，哺乳期应注意补充维生素 B_1。

哺乳期禁用、慎用的药物见表 2-6、表 2-7。

表 2-6　哺乳期禁用的药物

药物名称	损害类型及表现
镇静催眠药	长期应用致小儿嗜睡，生长发育迟缓
红霉素	从乳汁中排泄量较大，静滴时乳汁浓度较血药浓度高 4～5 倍
卡那霉素	婴儿中毒
四环霉素	过敏反应，牙齿色素沉着、牙釉发育不全、龋齿
氯霉素	骨髓抑制
磺胺类药	溶血性贫血、新生儿黄疸
甲氨蝶呤	影响婴儿免疫功能
锂盐	锂中毒(肌肉松软、心脏杂音)
溴隐亭、二氮嗪	抑制乳汁分泌
环磷酰胺	抑制免疫系统
金盐	婴儿皮疹及肝肾炎症
麦角胺	呕吐、腹泻、惊厥
硫脲嘧啶	引起甲状腺肿、粒性白细胞减少或缺乏
他巴唑	抑制婴儿甲状腺功能
碘与碘化物	可致婴儿甲状腺功能低下和甲状腺肿
异烟肼	损害乳儿肝脏

表 2-7　哺乳期慎用的药物

药物名称	损害类型及表现
克林霉素	婴儿出现血样腹泻
三环类抗抑郁药	在乳汁中有排泄，婴儿对此类药物特别敏感
水合氯醛	可致婴儿嗜睡等不良反应
巴比妥类	可致乳儿镇静，也有研究表明可致乳儿出现高铁血红蛋白症，全身瘀斑、嗜睡、虚脱
抗精神病药	在乳汁中有排泄
蒽醌类衍生物	可引起小儿腹泻
西咪替丁	可在乳汁中浓缩，致乳儿胃酸降低，抑制药物代谢，引起中枢兴奋
激素类、阿司匹林、吲哚美辛	大剂量时可致乳儿代谢性酸中毒
萘啶酸	可致乳儿惊厥
抗组胺药	乳儿对此类药排泄缓慢，可致蓄积

（四）哺乳期可用的药物

1.哺乳期患者可用的药物　哺乳期患者可用的药物其实在这里只是一个相对内容，对于哺乳期妇女，尤其是婴幼儿，绝对安全的药物是不存在的，只有在权衡利弊之后，选择对哺乳期患者和婴儿相对安全的治疗方案。

（1）抗菌药物：在使用抗菌药物可能存在潜在危险。如改变肠道正常菌群、婴儿有可能产生致敏以及过敏反应。婴儿发烧时可能影响其检查结果。青霉素、头孢类抗菌药物进入乳汁的量很低，不致引起婴儿不良反应。

（2）解热镇痛抗炎药：对乙酰氨基酚进入婴儿体内的药量很少，为母体用药剂量的0.04％～0.23％，对婴儿无明显不良反应，非甾体抗炎药如布洛芬、双氯芬酸钠等进入乳汁的量很少，对婴儿不会产生药理作用。

（3）平喘药：尤其是吸入性平喘药，对婴儿较安全。母亲应用茶碱后进入乳汁的量不足1％，应用缓释制剂避免吸收快而在母体血中出现高浓度应是安全。沙丁胺醇亦可安全使用。

（4）抗癫痫药：卡马西平、丙戊酸在哺乳期应用对婴儿是安全的。

（5）心血管药物：苯那普利、卡托普利以及依那普利等抗高血压进入乳汁的浓度极低，不致引起婴儿不良反应。甲基多巴、普萘洛尔等亦可安全使用。

（6）其他：胰岛素在胃肠道被破坏，对婴儿无影响，哺乳期可安全使用。抗凝血药肝素及低分子肝素等因为分子量大、不易进入乳汁，并且在胃肠道易被破坏，对婴儿无影响，可安全使用。

2.抑制和促进乳汁分泌的药物

（1）抑制乳汁分泌的药物：事实上，在采用束紧胸部、避免刺激乳房、使用冰袋等非药物方法也可抑制乳汁分泌；一般要经历3～4 d生效，但是许多妇女都经历过乳房过度充盈的痛苦和乳汁渗漏的尴尬，因此对药物疗法更容易接受。

抑制泌乳较常用的药物是单服大剂量天然或合成的雌激素或合用雄激素，其主要作用机制是抑制催乳素对乳腺上皮的催乳过程，而不影响产妇催乳素水平，也不影响由于吮吸引起的催乳素分泌的增加。

抑制乳汁分泌的激素及用法因药物不同，剂量、用法、疗程也不同。

1）炔雌醇：每日 0.3～0.5 mg，口服 5～6 d。

2）炔雌醚：4 mg，单剂一次口服。

3）己烯雌酚：每日 3 次，每次 5～15 mg，口服 3～6 d。

4）戊酸雌二醇：30 mg，单剂肌内注射。

5）睾酮：360 mg，戊酸雌二醇 16 mg，单剂肌内注射。

6）睾酮：180 mg，17-α 乙基-19-去氨醋酸睾酮 20 mg，戊酸雌二醇 8 mg，苯甲酸雌二醇 5 mg，单剂肌内注射。

7）氯烯雌酚：每日 3 次，每次 12～24 mg，口服 3～6 d。

抑制泌乳早期疗效比晚期好。治疗越早效果越好，肌注可在胎盘娩出前给药，剖宫产可在术前给药。

（2）促进乳汁分泌的药物：促进乳汁分泌的药物治疗以增加乳母的泌乳量为目的，凡能增强泌乳素分泌的药物，均能促进乳汁分泌，增加乳母泌乳量。许多中枢活性药物，如萝芙木生物碱、吩噻嗪衍生物及其他神经药物如舒必利、甲氧氯普胺、三环类抗抑郁药等，很可能通过降低催乳素抑制因子水平，进而增加垂体催乳素的分泌。但是其中很多药物由于不良反应大，使用受到限制。临床上，甲氧氯普胺（10 mg/8 h，口服）可能是最容易也是最安全保持乳汁量的药物。

肌注小剂量缩宫素或口服去氨加压素也可刺激泌乳有时也采用缩宫素鼻腔喷雾给药，在乳房充盈时也可促进乳汁由乳腺流向乳头。

需要强调的是，维持或者诱发满意乳汁量的最重要因素就是通过短期内剧烈地不断吮吸刺激乳房，只有满足条件，可以不使用药物。

第六节　婴幼儿用药注意事项

婴幼儿期是指出生后的 28 天至 3 岁的这一段时间，此阶段是生长发育的重要阶段，对营养的需求量相对较高，机体各系统、器官的功能尚未发育完全，肝脏的解读和肾脏的排泄功能以及血脑屏障的作用也不健全。药物在婴幼儿体内的吸收、分布、代谢、排泄等药代动力学差异很大，用药稍有不慎，极易发生不良反应。因此临床医生应充分了解婴幼儿不同发育时期的解剖生理特点、药物的特殊反应，严格掌握用药指征，坚持合理用药，才能达到良好疗效。

一、婴幼儿患病的临床特点

婴幼儿患病并非是成人的简单缩影，在临床上婴幼儿患病与成人有很多不同之处。年龄越小，其差异越大。通常表现在疾病的种类、临床表现诊断、治疗以及预后等多个方面。

（一）疾病的种类

婴幼儿所患疾病的种类与成人有所不同，如婴幼儿患先天性疾病、遗传性疾病、感染性疾病较成人多；在心血管疾病中婴幼儿常见先天性心脏病，而较少患高血压、冠心病等；在呼吸系统疾病中，婴幼儿易患支气管肺炎，而成人则以大叶性肺炎多见。

（二）临床表现

婴幼儿所患疾病的临床表现与成人也有所不同。如婴幼儿高热易引起惊厥，而成人相对来说很少由于单纯高热引起惊厥；婴幼儿患低钙血症可引起全身惊厥，而成人一般表现为手足抽搐等。

（三）诊断

由于不同年龄的患儿所患疾病种类和临床表现不同,因此诊断时必须重视年龄因素。如 3 岁以上小儿一般很少有首次高热惊厥发作,而在 6 个月～3 岁小儿则较常见。又如学龄前儿童患风湿病很少,但在学龄期儿童则较多等。

（四）治疗

婴幼儿由于免疫功能差、代偿能力有限,多数婴幼儿患病后病情重、发展快、易有并发症,因此强调抓紧时间,及时采取有力的治疗措施。由于婴幼儿体液调节能力差,病后极易因摄入不足、异常丢失过多而发生水、电解质以及酸碱平衡紊乱,故小儿液体疗法的实施颇为重要。

（五）预后

一方面儿童患病起病急、变化快、调节能力差,因此婴幼儿疾病病死率显著高于成人。年龄越小,病死率越高,因此对新生儿及小婴儿患病更为密切、细致观察病情变化,及时采取措施,以改善预后。另一方面小儿生长旺盛,机体修复能力强,如诊断治疗正确及时,虽病情危重,大多可望痊愈。

二、婴幼儿对药物反应及用药特点

婴幼儿期体格发育显著加快,各器官功能渐趋完善。体重除了初生数日呈生理性下降外,头 3 个月以平均每周 200～250 g 即每月 800～1000 g 的速率增加,34 个月为初生的 2 倍,以后渐慢,3～6 个月平均每月增重 500 g,6～12 个月平均每月增重 250 g。1 周岁体重为初生的 3 倍,2 周岁约为初生的 4 倍。婴幼儿期生长迅速,要密切注意有些药物可通过不同机制影响儿童发育,如四环素类药物、类固醇、某些含激素的制剂等,还须警惕某些中枢抑制性药物对儿童智力的损害。婴幼儿药物的毒性反应或过敏反应可以是明显的或不明显的,特别是中枢神经系统的毒性,一旦神经受损,终身残疾。使用这类药品,要严格掌握指征,必要时应进行血药浓度监测。

这一时期是主要的哺乳期,要注意药物通过乳汁进入婴儿体内的后果,母亲用药或者吸烟,可使药物浓集在乳汁中。

（一）药物的吸收

婴幼儿的胃酸偏少,胃酶活性较低,胃排空迟缓,肠蠕动不规则,特殊转运能力弱,某些易受胃酸、胃酶和肠道酸碱度影响的口服药物,婴幼儿的吸收量较成人多,如口服青霉素类抗菌药物因不易在新生儿胃内分解,可吸收 60％以上,而成人仅吸收 30％。皮肤外用药时,由于儿童的皮肤娇嫩,比表面积大,血管丰富,药物容易被吸收,皮肤破损时吸收量就更多了。曾有治疗尿布皮炎用硼酸溶液湿敷,发生病儿中毒的报道。因此,婴幼儿皮肤用药切勿过量。

（二）药物分布

药物的分布特点与治疗效果有密切关系。因为只有当药物进入某一组织器官并达到某种必要的浓度时,才会出现药效,因此只有对药物在体内的分布有所了解,才能正确有效地指导用药。影响药物在体内分布的主要因素是脂肪含量、体液腔隙比例、药物与蛋白质结合程度等。而婴幼儿脂肪含量较成人低,脂溶性药物不能充分与之结合;且婴幼儿体液占体重的比例较成人大,细胞外液较多,出生后 6 个月以内的婴儿血中白蛋白、球蛋白水平较低,蛋白与药物结合的能力较低,两者均可导致血浆中游离药物浓度增加,继而引发不良反应。新生儿及婴儿的血脑屏障发育未尽完善，通透性较大，有些药物易进入中枢神经系统而产生毒性反应。

（三）药物代谢

人体主要的药物代谢器官是肝脏。大多数药物在肝脏代谢转化为水溶性代谢产物排出体外。婴幼儿肝脏酶系统发育还不成熟，药物代谢过程中氧化、还原、水解和结合所需酶的活性较低，如在患有缺氧、呼吸功能或者心功能不全、黄疸等疾病时，药物的转化清除变得更慢，即使给予常用的药物剂量，也容易蓄积中毒，因此，婴幼儿要注意给药间隔时间和频率，联合用药时，应特别注意药物相互作用及可产生的不良反应。

（四）药物排泄

药物的排泄主要通过肾脏。婴幼儿肾血流量低，肾血流量及肾小球滤过率仅为成人的20％～40％，肾小管排泄功能也仅为成人的20％～30％。因此，新生儿对药物的排泄明显比其他年龄段儿童差。新生儿肝、肾功能的不健全，决定了新生儿和早产儿易发生药物及其代谢产物的蓄积中毒。

（五）药物与哺乳

母乳是新生儿的理想食物，大多数药物均能从母亲血浆转移到乳汁中。虽然母乳中药物浓度不高，但新生儿肝、肾功能相对不健全，有可能发生药物蓄积，且新生儿血浆中蛋白浓度较低，没有足够的血浆蛋白与药物结合，游离药物浓度相对较高，因此给哺乳母亲用药前，必须考虑药物对婴儿安全的影响。一般讲可以直接给婴儿应用的药物也可以给母亲应用，给母亲应用的药物婴儿通常不用，否则需查找此药在乳汁和婴儿血中浓度的资料作为用药依据。如缺乏资料，母亲用药期间最好考虑暂时人工喂养，否则需密切观察婴儿有无中毒症状。在母亲有效治疗的同时，为了减少对婴儿的危险，可考虑采取以下措施：

1. 避免在血药浓度高峰期间喂乳。

2. 用单剂疗法代替多剂疗法。

3. 选用短效药物或其他较安全药物，例如母亲泌尿道感染时不用磺胺而改用氨苄青霉素代替等。

三、婴幼儿治疗用药的原则

药物是治疗疾病的一个重要手段，而药物的过敏反应、不良反应以及毒性作用常对机体产生不良影响。生长发育中的婴幼儿因器官功能发育不够成熟、健全，对药物的毒副作用较成人更加敏感。婴幼儿疾病多变，选择药物须谨慎，一般治疗用药秉承原则以下：

（一）早期治疗

早期治疗是所有疾病治疗的共同点，儿科疾病治疗更应强调早期治疗，疾病早期病情较轻，机体调节能较强，并发症少，及时治疗能取得很好的疗效。

（二）合理用药

药物有不良反应和毒性反应等不利于机体的方面，因此选择药物治疗时必需全面衡量药物的利弊。能用1种药物可以治愈的疾病，无须选用2种或者更多的药物；能使用口服药物取得良好疗效者，无须注射给药；能够用肌内注射取得相同效果者，无须静脉给药以减轻痛苦和输液反应。应杜绝诊断不明而滥用所谓"保险"药物（如抗菌药物及糖皮质激素等）和安慰剂等。

（三）整体治疗

治疗疾病除主要治疗外（大部分情况下为药物治疗），尚应从机体的整体功能考虑治疗的其他方面，如重症细菌性肺炎患儿，应用敏感抗菌药物的同时必须注意保持呼吸道通畅的各个方面（保持室内的温度、湿度、供给充足的水分、超声雾化吸入治疗、有效的祛痰药物、及时抽吸痰液等）以及患儿热量摄入情况和并发症的处理等环节，否则不能取得理想的治疗效果。

（四）预防用药

某些儿科疾病预防性给药可以防止疾病的发生或由轻转重。最典型的例子是维生素D缺乏性佝偻病，如若能在强调多晒太阳，合理喂养的同时给予充足的预防量的维生素D制剂，可以预防本病的发生。单纯母乳喂养的3个月以内的婴儿，若母亲在产前2周每天连续服维生素K（120 mg），产后乳母注意补充维生素K，并多吃蔬菜、水果以提高乳汁中维生素K含量，即可以预防维生素K缺乏症，因本病所致凝血机能障碍可导致致命的颅内出血，造成死亡或遗留严重的神经系统后遗症。

（五）婴幼儿处方规则

为避免用药时出现不应有的并发症和副作用，总体来说，应掌握以下规则：

1.选择药物品种应慎重。

2.选择药物种类应少而精。

3.给药途径要适应。

4.给药剂量要适当。

四、严格掌握用药剂量

儿科用药剂量的计算，历来是儿科医务人员十分关注的问题。用药后总希望患者体内的血药浓度尽快达到并保持在治疗浓度范围之内，为此需要根据药物代谢动力学参数，结合患者具体情况制订给药方案，积极开展血药浓度监测，根据测得的血药浓度设计和调整给药方案，是最有效的科学用药方式，但目前在我国一般医院普遍开展血药浓度监测还受到一定的条件限制，故主要还是以经验用药为主。由于儿童机体发育不够成熟，其药动学、药效学、药物感应性与成人相比都有它的特殊性，个体差异大，许多药物儿童剂量的计算，需视药物的性质而定。

常用药物剂量计算方法种类很多，可根据药物的特性选用。一般可根据年龄、体重、体表面积及成人剂量换算，方法如下：

（一）根据成人剂量按小儿体重计算

1.小儿剂量＝成人剂量×小儿体重/60 kg

此方法简单易记，但对年幼儿剂量偏小，而对年长儿，特别是体重过重儿，剂量偏大。

2.根据推荐的小儿剂量按小儿的体重计算

每次（日）剂量＝小儿体重（kg）×每次（日）每千克体重所需药量

（二）根据体表面积计算

小儿剂量＝成人剂量×小儿体表面积/1.73 m²

这种计算比较合理，但比较烦琐，首先要计算小儿的体表面积。

体表面积＝（体重×0.035）＋0.1

此公式不适宜大于 30 kg 以上的小儿。对 10 岁以上的儿童，每增加体重 5 kg，每增加体表面积 0.1 m²。

（三）据成人剂量折算

小儿用药可按表 2-8 折算；但总体来说，剂量偏小，但是较安全，可供参考。

表 2-8　小儿药物剂量折算表

小儿年龄	相当于成人用量比例	小儿年龄	相当于成人用量比例
出生～1 个月	1/18～1/14	2 岁～4 岁	1/5～1/4
1 个月～6 个月	1/14～1/7	4 岁～6 岁	1/3～2/5
6 个月～1 岁	1/7～1/5	6 岁～9 岁	2/5～1/2
1 岁～2 岁	1/5～1/4	9 岁～14 岁	1/2～2/3

（四）利用小儿药物动力学参数计算剂量

近年来，随着临床儿科药学特别是儿童药代动力学研究的进展和儿童血药浓度测定的开展，利用儿童药代动力学研究得到的参数来设计临床给药方案，计算用药剂量，并根据血药浓度测定结果进行调整，使患儿体内药物浓度尽量达到有效治疗范围而又不引起毒性反应的水平上，并在此浓度范围内维持一定的时间，结果令人满意，使经验用药提高到科学用药的水平上。血药浓度测定普遍开展目前尚有一定难度。有些药物具备可测的治疗作用指标，如血压或者心率变化等，可通过这些指标的变化来计算或调整剂量，不一定需要测定血药浓度；还有一些药物的作用与血药浓度关系不密切或系局部用药，也没有必要测定血药浓度。药物剂量与血药浓度及药物效应之间的关系还可受到药物的生物利用度、个体差异等因素的影响，情况较复杂。用药时如能运用药物动力学研究成果和参数，例如有效药物治疗浓度范围、半衰期等计算用药剂量，估算用药后某一时刻体内所剩药量或体内药物浓度，即使比较粗糙，亦有助于科学用药。

（五）计算药物剂量应根据小儿具体情况进行分析

有些药物剂量适应幅度较大，如复方甘草合剂、驱蛔灵、硫酸镁等可按年龄递增。有些药物，如消化药、蓖麻油等仅分为婴儿剂量与儿童剂量，有些药物的剂量对整个儿童期都一样，如甲苯咪唑、大蒜素等，甚至和成人一样。有的药物应用目的不同，剂量亦不同，如阿司匹林。有的根据病情，剂量有所不同，如肾功能受损时，应根据受损程度减少剂量。所以，计算药物剂量时应根据具体情况进行分析，根据小儿生理特点、病情轻重、药物作用及适用范围，结合临床经验，酌情应用，不可机械地千篇一律。

五、注意给药间隔时间

药物产生的作用与用药时间有关，如催眠药、抗过敏药、缓泻剂及多数抗肿瘤药，宜在睡前用药；驱虫药宜在清晨空腹服药；凡收敛止泻药、健胃、利胆药、胃黏膜保护剂以及对胃黏膜有轻度刺激的抗感染和肠溶片剂，宜在饭前（进食前 30 min）服药；助消化药如胃蛋白酶、酵母等，宜在饭时（进食前后片刻）服；对有刺激性的药物如铁剂、水杨酸盐或需要缓慢吸收的营养性药物如维生素类，宜饭后（进食后 15～30 min）服用。使用广谱抗菌药物疗程一般不超过 7 d，否则易产生菌群紊乱。

用药间隔根据药物在体内的清除速度（半衰期）确定，一般一个半衰期就等于一个给药间隔，如周效磺胺的半衰期 150 h，因此每周给药 1 次。有些药物的半衰期很短，如青霉素，或半衰期很长（洋地黄毒苷）就不适用于这一规律；如肾上腺素很快在体内被酶解，不符合药物代谢动力学一般规律，这时只能按照临床维持作用时间及时补予，而洋地黄毒苷的半衰期为9 d，只能按照每日清除率补给维持量。

给药间隔还需要考虑药物作用的方式，如青霉素是繁殖期杀菌剂，半衰期为30 min，大可不必每30 min给药一次，必须在一次杀伤性打击后，给残余细菌一个休养生息的机会，只待恢复到繁殖期再一次用药才有效力。因此青霉素的给药间隔应为4~6 h给药一次。

给药间隔还应结合给药剂量、患儿的状况及心、肝、肾功能等多方面因素考虑为妥。

六、正确选择给药途径

给药途径不仅影响药物的吸收，也关系到药物的分布和药物发挥作用的快慢、强弱及作用持续时间。常用的给药途径可分为消化道给药和非消化道给药。

（一）消化道给药

1. 口服给药　口服给药是最方便、最经济、最安全的给药方法，除了作用于胃肠道局部的药物外，都要经消化道黏膜吸收以产生预期的药理作用。口服给药的吸收可受许多因素的影响，不易溶解及吸收慢的药物可能吸收不规则、不完全；刺激性的药物可引起恶心、呕吐；易被胃酸或消化道酶破坏的药物不能口服给药；食物等胃肠道内容物的量和性质可影响药物吸收；此外还受pH值与肝首过作用的影响。由于影响口服吸收的因素较多，剂量不如注射剂准确，特别是吞咽能力差的婴幼儿，口服给药受到一定限制。

2. 口腔给药　口腔黏膜上皮为多层扁平上皮细胞，仅舌表面及口唇部有角化现象，黏膜由脂质构成，能允许脂溶性药物通过。口腔黏膜分布有许多血管，口腔吸收药物通过颈内静脉到达心脏，不存在首过作用。口腔给药有舌下给药与颊黏膜给药。对于易在胃酸中灭活或者存在首过作用而不适宜口服的药物可考虑口腔给药，如用于哮喘的异丙肾上腺素、治疗心绞痛的硝酸甘油等。

3. 直肠给药　直肠在大肠下部，适用剂型为栓剂与部分灌肠剂。药物从直肠下部吸收后，不经过肝脏直接进入体循环，从而可保证那些易在肝脏代谢的药物的有效性。脂溶性的药物在直肠易于吸收，即分子型比离子型容易吸收。

（二）非消化道给药

1. 静脉注射　药物直接进入体循环，不存在吸收问题，且可准确调节剂量，还可用于注射大容量及有刺激性的药物，尤其适用于急救，但较易发生不良反应。油剂或者不溶性药物不能静脉注射。

2. 动脉注射　药物可直接到达作用部位，适用于某些肿瘤化疗药物，但操作复杂，不常使用。

3. 肌内注射　水溶性药物很快吸收，其吸收与局部血流量有关，可注射中等容量药物，但不宜注射矿物油剂。

4. 皮下注射　水溶液易吸收，也可用混悬液。不宜用于大容量药液，其吸收亦与局部血流量有关。

5. 椎管内注射　药液直接进入脑脊腔，不易透过血脑屏障的药物可由此途径给药，也用于某些局部麻醉药，操作较复杂。

6. 吸入给药　经肺泡毛细血管吸收，吸收面积大、速度快，主要用于某些麻醉药与哮喘治疗药。如为固体药物,其吸收与颗粒粒径关系较大。

7.透皮给药 药物经皮吸收与药物分子量大小以及脂溶性等有关。透皮吸收比较安全、方便、患者痛苦少,但这种制剂工艺较复杂。目前已上市者不太多,但发展迅速。

影响药物吸收的因素很多,但药物的剂型与给药途径直接影响着药物生物利用度,从给药途径来看,药物产生的效应由快到慢的顺序为:静脉给药>吸入给药>肌内注射>皮下注射>直肠给药>口腔给药>口服给药>透皮给药。不同药物其适用的途径各有不一,婴幼儿用药时,药选择适宜的给药途径。

七、切不可滥用药物

任何药物既有治疗疾病的一面,又有发生不良反应有害的一面,另外,有些药物还可诱发疾病,如氯霉素可引起粒细胞减少及再生障碍性贫血,新生儿使用该药可致"灰婴综合征"。注射氨基苷类药物致聋的患者也时有发生。药物引起的疾病往往与原发病混淆,使病情更为复杂,不易辨认,如果不及时诊断、鉴别,再继续用药,就可能危及生命。目前滥用药物的现象普遍存在,患者服用的药物少则 1~3 种,多则 10 余种,且不分主次。最后可能由于药物相互作用相互干扰,导致不良反应的发生,因此,应切记不可滥用药物。

(一)不可滥用抗菌药物

抗菌药物对多种细菌有着很强的杀灭或者抑制作用,使用恰当能很快控制病情的发展,发挥治疗作用。

1.抗菌药物对各种病毒感染及无感染性疾病无效 对发热性疾病也应该进行临床分析,查明疾病的性质和原因再决定治疗。因用药后有可能使临床症状不典型和病原菌不易检出,导致疾病诊断的延误及治疗。因此,在经验用药前应取标本进行病原学检查。流行病学调查表明,90%以上的上呼吸道感染是由于病毒感染引起的。因此,上呼吸道感染时常规应用抗菌药是不合理的,而且还会造成病原体对抗菌药物产生耐药性及不良反应。此时只需进行对症处理,针对咽痛、咳嗽主要以润喉、祛痰、止咳为主,如有高热,可予以退热剂或者服用清热解表、化痰息风的中药,或者适当予以抗病毒制剂。

2.皮肤黏膜用药注意防止发生过敏反应 皮肤黏膜局部应用抗菌药物容易产生过敏反应,并且也易导致细菌耐药的产生。因此,仅体外杀菌力强、不宜全身应用,不易发生过敏反应的药物,如四环素、氯霉素、新霉素等可以应用,其他的抗菌药物尽量不宜外用。

3.剂量要适当 使用药物需对症,剂量宜恰当,疗程需充足,以免延误治疗或导致细菌耐药性的产生。

4.注意防止抗菌药物副作用 充分了解抗菌药物的不良反应,如庆大霉素、卡那霉素等氨基苷类抗菌药物对婴幼儿听神经和肾脏都有一定毒性,可引起耳聋和肾损伤;氯霉素可能引起再生障碍性贫血及新生儿灰婴综合征;四环素、土霉素能与血液中磷酸钙结合,沉积在婴幼儿生长阶段的骨骼和牙齿中,影响骨骼的正常生长,牙齿变黄,并使牙釉质发育不良;磺胺类药物容易在尿路中形成磺胺结晶,堵塞肾小管,损伤肾脏;婴幼儿感染性腹泻,抗菌药物应用不当,将导致耐药菌株和二重感染的产生。

(二)合理应用维生素和微量元素

微量元素、维生素是婴幼儿生长发育和维持健康的重要要素之一。婴幼儿维生素 A、维生素 D 和钙、铁、锌缺乏较常见,应经查明缺乏类型及原因,并在医生指导下进行适当补充,若滥用或过量长期使用会产生不良反应,如婴幼儿鱼肝油(含维生素 A、维生素 D)过量使用可引起食欲不振、皮肤发痒、毛发干枯、脱发、口唇皲裂、易激动、骨痛骨折、颅内压增高等;长期使用维生素 K,易引起高胆红素血症;微量元素锌过量使用,可损害巨噬细胞和杀灭真菌的能力,增加脓疱病的发病率。

(三)正确使用退烧药

发热是一种症状而不是独立的疾病。对待婴幼儿发热不能盲目地退热,而应积极寻找发热原因,治疗原发病。婴幼儿体温调节功能尚不稳定,尽量避免使用药物退热,但体温过高,超过 38.5 ℃,或高热持续伴有烦躁、惊厥者,用物理降温无效时可选择外用退热栓剂或者对乙酰氨基酚、布洛芬制剂等退热药。

(四)不宜过早使用缓泻剂和止泻药

婴幼儿期易发生消化功能紊乱或者习惯性便秘。对于婴幼儿腹泻,应选用饮食疗法、抗感染及液体疗法,不宜过早用止泻药,以免使肠毒素吸收增加,引起全身中毒症状;婴幼儿便秘应从改善饮食着手,适当加用蜂蜜、蔬菜、水果汁等,除非十分必要再使用缓泻剂。

八、婴幼儿要禁用或慎用的药物

影响药物作用的一个重要原因是用药者的机体因素。婴幼儿的机体正处于快速成长阶段,其肝、肾、骨骼和中枢神经系统等尚未发育成熟,尤其是消化和代谢系统的功能与成年人差距较大。因此,婴幼儿对药物更为敏感,在用药后更容易出现毒副反应。

婴幼儿禁用或慎用的药物见表 2-9。

表 2-9　婴幼儿禁用或慎用的药物

药品名称	禁用或慎用原因
氨基糖苷类:庆大霉素、阿米卡星、链霉素、卡那霉素、小诺米星、大观霉素、新霉素等	6 岁以下儿童禁用,6 岁以上慎用,使用过量会导致听力下降,严重者可使听神经发生变性和萎缩,从而导致不可逆性的耳聋、耳鸣。禁止与呋塞米合用,可加强耳毒性;禁止与头孢菌素合用,可致肾功能衰竭
大环内酯类:红霉素、无味红霉素	2 个月以内尽量避免使用,2 个月以上慎用或医生密切监护使用。严重者导致儿童肝脏损伤、肝功能衰竭、药物性肝炎,甚至死亡
林可霉素	1 月龄以下的新生儿禁用
氯霉素	新生儿和早产儿禁用,儿童慎用,可导致再生障碍性贫血、灰婴综合征,肝衰竭
喹诺酮类药:诺氟沙星、氧氟沙星、环丙沙星等	禁用于幼儿,未成年儿童慎用,可导致软骨发育障碍,影响儿童生长发育
四环素类:四环素、土霉素、多西环素、米诺环素	8 岁以下小儿禁用,引起呕吐、腹泻、牙釉质发育不全及黄染,并有终身不退的可能,骨骼生长迟缓,小婴儿还会产生脑水肿
磺胺类:复方新诺明(SMZ-TMP)	新生儿忌用,可产生高铁血红蛋白血症,临床表现为缺氧性全身发紫;新生儿黄疸,2 岁以上医生指导下使用
甲氧苄啶(TMP)	早产儿、新生儿避免使用
呋喃妥因、呋喃唑酮	婴儿忌用,可引起多发性神经炎,表现为手、足、皮肤麻、胀、痛感或蚁行感,并逐渐向躯干伸延,严重时手拿不住东西,足背抬不起来,感觉全部消失,皮肤粗糙身体冰凉、不出汗;新生儿溶血性贫血
咪康唑	1 岁以下儿童禁用
哌嗪类驱虫药	2 个月以内尽可能避免使用,2 个月以上慎用或医生密切监护使用
阿苯达唑(肠虫清)	2 岁以下小儿禁用

(续表)

药品名称	禁用或慎用原因
呋塞米	儿童慎用,用药量宜少,间隔适当延长,忌与氨基糖类合用
肼苯哒嗪	婴儿、新生儿忌用,可致红斑性狼疮综合征
氯丙嗪	新生儿忌用,可致麻痹性肠梗阻,新生儿黄疸
氯雷他定	儿童慎用,2 岁以下儿童不推荐使用
西替利嗪	儿童慎用,12 岁以下儿童不推荐使用
布地奈德	儿童慎用,6 岁以下儿童不推荐使用
羟氯喹	新生儿禁用,儿童慎用
奎宁	新生儿忌用,易发生血小板减少,临床表现为皮肤稍挤压即出现局部青紫
伯氨喹	新生儿忌用,易引起溶血性贫血,表现为呼吸急促、全身青紫,有血样尿,新生儿黄疸
维生素 A	儿童慎用,过量可引发毛发枯干、皮疹、瘙痒、厌食、骨痛、头痛、呕吐等中毒症状,影响骨的发育,长不高
维生素 C	儿童慎用,服用过量可引起腹痛、腹泻等症;服用时忌吃猪肝
维生素 D	儿童慎用,过量可引起低热、呕吐、腹泻、厌食、甚至软组织异位骨化、蛋白尿、肾脏损害等症,婴儿服过多,则引起婴儿高血压
氨茶碱	儿童慎用,超量会导致氨茶碱急性中毒,出现烦躁不安、出虚汗、心动过速甚至休克死亡,应严格按医生指导掌握用量
铁剂(硫酸亚铁、枸橼酸铁铵糖浆等)	忌空腹服用,否则刺激胃肠道;也忌与牛奶、豆浆、苏打饼干、菠菜汁、茶水等同服
阿司匹林	新生儿禁用,对 12 岁以下的儿童患流感或水痘后要忌用,易患雷耶氏综合征,开始时发热、惊厥、频繁呕吐,最后昏迷、肝功能受损,很容易误诊为中毒性脑病或病毒性脑炎
小儿退热片、APC	新生儿禁用,需医生指导使用
扑热息痛	需医生指导使用,儿童若每日用量超过 3 g 时,便可能发生急性中毒,甚至可以引起致死性肝损伤
吲哚美辛	儿童对本品敏感,有用本品后因激发潜在性感染而死亡的报道,儿童慎用
奥沙普秦 吡罗昔康	儿童禁用
美罗昔康	15 岁以下儿童禁用
塞来昔布	18 岁以下禁用
奋乃静	新生儿忌用,可致麻痹性肠梗阻;新生儿黄疸
地西泮(安定)	儿童慎用,可致粒细胞减少、肝功能损害,新生儿、6 个月以下儿童忌用
阿普唑仑	18 岁以下慎用
利眠宁	6 岁以下不宜使用
维生素 K_1	儿童慎用,可致新生儿高胆红素血症及黄疸
维生素 K_3	儿童慎用,较大剂量可产生新生儿、早产儿溶血性贫血,高胆红素血症及黄疸
雷尼替丁	8 岁以下小儿禁用
法莫替丁	儿童慎用,对小儿的安全性尚未确定
雷贝拉唑	对小儿的安全性尚未确定,儿童不推荐使用

药品名称	禁用或慎用原因
丁溴东莨菪碱	乳幼儿、小儿慎用
莫沙必利	儿童及青少年慎用
奥氮平	18 岁以下不宜使用
利培酮	禁用于 15 岁以下儿童
丙米嗪	5 岁以下儿童慎用
培他啶	小儿禁用
哌甲酯	2 个月以内尽可能避免使用
对氨基水杨酸	2 个月以内尽可能避免使用,2 个月以上慎用或医生密切监护使用
苯乙哌啶	2 个月以内尽可能避免使用,2 个月以上慎用或医生密切监护使用
异烟肼	2 个月以内尽可能避免使用,2 个月以上慎用或医生密切监护使用
吗啡	新生儿和婴儿禁用,儿童、老人慎用
哌替啶	婴幼儿慎用,1 岁以内小儿一般不应静脉注射本品或行人工冬眠,儿童慎用
芬太尼	儿童或 18 岁以下慎用
安素	4 岁以下儿童不宜使用
环孢素	1 岁以下婴儿禁用
钙剂	忌食菠菜及其菜汤,易形成草酸钙而影响吸收
微量元素锌	浓度大于 15 mg/L 时损害巨噬细胞,减弱杀灭真菌的能力,增加脓疮病的发病率
中药滋补剂:人参、人参蜂王浆、冬虫夏草等	儿童及青少年慎用,可致性早熟

此外,外用药也是婴幼儿需要慎用的一类药物。①膏药:婴幼儿的皮肤很嫩、皮肤很敏感,应尽量避免在皮肤上粘贴膏药或医用胶布,否则很容易引起接触性皮炎。特别是新生儿。②刺激性很强的外用药:在给婴幼儿治疗某些皮肤病或进行皮肤消毒时,一般不宜使用水杨酸、碘酒等刺激性强的外用药,否则可腐蚀其皮肤或引起水泡、蜕皮等症状。如必须使用时,应通过稀释等方法降低此类药物的浓度。若患儿使用低浓度的此类药物仍出现刺激性症状,应立即停药或改用刺激性较小的药物。③滴鼻净(萘甲唑啉):婴幼儿对浓度在 1％以上的滴鼻净极为敏感,若给其使用此种药物,可引起中毒。因此,幼儿在患了鼻炎等疾病时,只能给其使用浓度为 0.05％的淡液滴鼻净。④需要大面积使用的外用药,有些外用药需要在皮肤上大面积涂才能起效。婴幼儿在使用此类药物时也应小心。例如,在婴幼儿的皮肤上大面积地使用硼酸水进行湿敷,可引起急性中毒,甚至可导致患儿出现循环衰竭、休克而引起死亡。当婴幼儿发热时,若在其皮肤上大面积地涂擦酒精进行降温,可导致患儿出现昏迷、呼吸困难等症状。在婴幼儿皮肤上大面积地涂抹皮质激素类软膏,可导致患儿出现全身性水肿。

九、婴幼儿应慎用的中草药

(一)婴幼儿用中草药时要严格掌握用药指征

婴幼儿处于生理和代谢过程,迅速变化的阶段,不论在肌肤、脏腑、筋骨、津液等方面均柔弱不足,许多组织器官及生理功能未完善,寒热虚实均易变更,对药物的吸收、分布、代谢、排泄等体内过程与成年人不同,对药物敏感性强,具备一种特殊的药物反应,所以婴幼儿患者用中药时要严格掌握用药指征,坚持合理用药。

巴豆、芦荟、番泻叶、甘遂、大戟、商陆、牵牛子、瓜蒂、闹羊花、干漆、三棱、莪术、阿魏、水蛭、麝香、蟾蜍、皂荚、水银、砒石、生川乌、生草乌、生附子、斑蝥、雄黄、硫黄及轻粉等应禁用。此外,许多中药注射液中含有附加剂苯甲醇,苯甲醇在体内可氧化为苯甲酸,在肝中与甘氨酸结合生成马尿酸排出体外,上述反应是酰基结合,常需借助于酰基辅酶 A 合成酶和酰基转移酶的催化进行,而新生儿未成熟的肝脏缺乏这些酶,因此对苯甲醇的代谢能力易使其产生毒性。因此,含有苯甲醇附加剂的中药制剂新生儿均不可使用。

(二)婴幼儿使用中药的原则

1.用药及时,用量宜轻。婴幼儿起病急、变化快,不及时用药病情随时会出现变化,另外其脏腑娇嫩,对药敏感,所以处方要精,用量要轻。

2.宜用轻清之品,对大苦、大辛、大寒、大热、攻伐及药性猛烈的药物要慎用。如属必用,宜少量,中病即止。如外有表邪,内有火热之发热,仍以辛凉解表为好,顺其大热之势清而扬之,不宜用苦寒退热之品,以免闭遏邪气于里,攻伐正气。

3.宜佐健脾和胃之品。小儿脾气不足,消化能力差,应佐以健脾和胃、消食导滞之山药、山楂、陈皮、神曲、鸡内金、白术等。

4.宜佐凉肝定惊之品。小儿属"纯阳"之体,热病偏多,且肝常有余,易出现肝热抽搐、惊风之症,特别是外感病邪出现壮热、烦躁、惊惕等症,则应在清热透解之时,佐以平肝息风之蝉蜕、勾藤等。

5.不宜滥用滋补之品。小儿生机旺盛,宜饮食调理,如果滥用滋补之品会使机体阴阳失衡,伤及脏腑气机。如确属虚证的小儿,应辨证施治之后,谨慎调配滋补药。如体弱夹湿热的患儿应先用清热利湿的藿香、黄芩、黄连、慧芭仁及陈皮等,使热清湿化,然后再服调补中药。平时易感冒、多汗属气虚的小儿,服用补气固表的黄芪、太子参、防风、白术等。消瘦、面色萎黄、厌食、大便溏稀属于脾虚的可服用健脾和胃消食的山药、获苓、白术、白扁豆等。气血两虚的小儿可服用益气养血的黄芪、党参、当归及大枣等。生长发育迟缓、尿频、面色苍白、舌胖属于肾虚的小儿可服用补肾的补骨脂、肉苁蓉及熟地等。

总之,婴幼儿在使用中药时,必须要慎之又慎,以免造成不良后果,悔恨终身。

十、婴幼儿处方规则

为避免用药时出现不应有的并发症和不良反应,总体来说,应掌握以下规则:

1.选择药物品种应慎重。

2.选择药物种类应少而精。

3.给药途径要适当。

4.给药剂量要适当。

第三章　临床药物治疗学

药物治疗作为疾病治疗的基本手段,在现代治疗学中占据极其重要的地位。药物本身具备两重性,使用合理可以起到预期的治疗效果,使用不合理则会贻误治疗,甚至产生严重毒副反应。随着医药科技的飞速发展,药物品种迅速增加,药物治疗越来越复杂。如何根据复杂多变的病情,正确的选药、用药,制订和实施个体化药物治疗方案,使药物治疗获得最佳疗效和最低风险成为医务工作者的重要任务,也成为临床药师的重要工作内容。

第一节　概述

一、基本概念

(一)临床治疗学

临床治疗学(clinical therapeutics)是临床医学的重要组成部分,是研究治疗的起源与发展规律、治疗方法、治疗技术及其机制、适用范围与禁忌证等内容的一门临床学科。临床治疗的方法很多,包括药物治疗、手术治疗、放射治疗、介入治疗、免疫治疗、物理治疗、心理治疗、血液净化、腹膜透析、器官移植及辅助生殖,传统的推拿、针灸、饮食治疗及综合治疗等,其中最常应用的是药物治疗。

(二)临床药物治疗学

临床药物治疗学(clinical pharmacotherapeutics)简称药物治疗学,是以患者为中心,以疾病为目标,应用临床药学、临床医学及相关学科的基本理论和专业知识,针对疾病的病因和发展过程,依据患者的病理、生理和遗传特征,研究并实践疾病临床药物治疗理论与方法的一门综合性应用学科。

临床药物治疗学的主要任务是指导临床医师和临床药师根据复杂多变的病情、患者的个体差异、药物属性和作用机制、药动学特点和药物经济学原理,制订和实施适宜的个体化药物治疗方案,并根据药物的疗效和用药反应及时评估和调整治疗方案,从而达到消除或控制病因与致病因素、减轻或解除患者痛苦、维持机体内环境的稳定、缓解或治愈疾病、避免或减少药物不良反应、改善患者生活质量及预防疾病复发,最终达到使患者获得最佳的治疗效果,承受最低的治疗风险的目的。

二、临床药物治疗学的发展现状

临床药物治疗学是一门新兴学科,其形成和发展与临床医学和临床药学实践、研究和教育密不可分,是适应医药卫生事业发展、适应临床实践和民众对合理用药的需求而产生和发展起来的。设计最佳的药物治疗方案,调整不合理的给药方案,保证患者用药安全、有效、经济、依从是临床药物治疗学研究与实践的最终目的,其核心是指导临床合理用药。

(一)国外临床药物治疗学的产生和发展

1.经验主义阶段　国外最早有文字记载的药物治疗知识出现在公元前1世纪或更早,如埃及的纸书、印度的"吠陀经"及巴比伦和亚述的碑文等。19世纪以前,由于对药物的特性、机体的结构和功能、疾病的发展过程等缺乏科学的认识,药物治疗长期处于经验主义阶段。此时,采用的是传统的药物治疗,即采用偶然式、机会式的药物治疗方式,需要经过多次调整才能找到适合每位患者的最佳药物治疗方案。

2. 实验医学阶段 从19世纪开始,药理学成为一门现代科学。由于化学、生理学等学科的进步,打破了药物的神秘色彩。实验生理学的确立为实验药理学的诞生和发展创造了条件,而药物治疗学的发展与药理学是紧密相关的。以文字叙述、经验总结为特点的药物作用逐步过渡到实验药理学。许多传统药物的药理作用及其作用机制相继被发现或证实。20世纪,大量的化学合成药物开始问世,药物的作用机制、代谢规律等逐步被阐明,药物研发的方法、技术和手段蓬勃发展。随着人们对药物认识从过去的经验描述转化上升到理性认识,大大促进了药物治疗学逐步开始向科学化方向发展。

3. 深入研究阶段 第二次世界大战后,随着医药科技的飞速发展,国际上各类新药被不断研发上市,临床用药遴选难度增加,用药风险增大,药物不良反应事件和不合理用药现象层出不穷。为确保患者用药安全、有效、经济、适宜,医药学界建议建立临床药物治疗学学科,培养参与临床药物治疗的医药复合型人才。20世纪70年代末,以美国为代表的西方国家开始重视药物治疗学的研究和教学。1980年8月,国际药理联合会和英国药理学会在伦敦联合召开了第一届国际临床药理与治疗学会议。WHO于1982年成立了一个基本药物应用专家委员会,对临床合理用药提出了指导意见。2004年,第八届国际临床药理和治疗学会议(8th World Congresson Clinical Pharmacology & Therapeutics)提出应将基础药理与临床药理更密切地结合起来,为临床患者服务。所有这些促使现代药物治疗学得到广泛关注和快速发展。

4. 发展趋势 临床药物治疗学的诞生始于经验医学。现代医药科技的发展要求药物治疗方案的选择建立在科学设计、正确分析、可靠证据的基础上。以证据为基础的临床医学与临床药物治疗学将成为临床药物治疗实践新的发展方向。这就要求临床医药工作者采用循证医学与循证药学方法指导临床实践。

国际上临床药物治疗学发展已比较成熟。美国自从将临床药物治疗学确立为一门专业课程后,该学科发展很快。1975年,美国组织药学专家编辑出版了临床药物治疗学系列丛书——《Applied Therapeutics:The Clinical Use of Drugs》,共20个分册。2013年,该丛书已出版至第10版,成为世界各国药物治疗实践工作的必备用书,也成为美国Pharm. D.学生教学和临床实践用书。一系列临床药物治疗学经典教材、专著、手册、指南的出版大大促进了临床治疗学的学科发展和临床药物治疗水平的提高。

2010年,美国首次提出"精准医学"(precision medicine)概念,即临床医师在实施有关药物治疗前,应首先进行基因检测,以预判用药指征、预估药物疗效、用药风险,决定药物剂量和疗程,对不同基因型的患者提供个体化诊断及精准药物治疗,提高疗效,节约医疗成本,由临床医师与具备药物基因组学背景的药师共同搭建个体化精准药物治疗平台。

(二)中国临床药物治疗学的产生和发展

中国最早有文字记载的药物治疗知识出现在公元前2000年,甚至更早,如《诗经》和《山海经》就有记载。

改革开放以来,中国制药工业得到了迅速发展,但同时也产生了一些问题,由于医务人员和患者的药物治疗知识不足,治疗方法不当,导致不合理用药现象日趋严重,患者用药风险增加。从20世纪90年代中后期起,中国卫生行政部门和医药界开始重视医院药学转型和药师职责转变,并关注药师的专业技能。2002年1月,卫生部等发布《医疗机构药事管理暂行规定》明确提出:医院药学部门要建立以患者为中心的药学管理工作模式,开展以合理用药为核心的临床药学工作。

2011年1月,卫生部颁布《医疗机构药事管理规定》进一步明确要求:二级以上医院应当设立药事管理与药物治疗学委员会;开展临床合理用药工作,临床药师应当全职参与临床药物治疗工作,与临床医师共同对药物治疗负责等,这进一步加速了中国临床药物治疗学的学科发展。

目前,中国已相继出版、编译了《临床药物治疗学》教材、专著多达100多部。2007年,全国高等医药教材建设研究会、卫生部教材办公室组织编写了临床药学专业系列规划教材,将"临床药物治疗学"作为其核心课程,供临床药学专业学生使用。这些临床药物治疗相关教育、研究和实践工作的开展大大促进了临床药物治疗学学科的发展。

三、临床药物治疗学的应用及意义

临床药物治疗学重点关注临床药物治疗结果,以疾病的发病机制、病理变化和药物作用机制为基础,根据药物的适应证和作用靶点,以及患者不同的生理、病理、心理特征,制订最佳的药物治疗方案,达到安全、有效、经济及适当的药物治疗目的。

临床药物治疗学的目标是指导临床制订和实施合理的个体化药物治疗方案,以获得最佳疗效和最低治疗风险,其核心是指导临床合理用药,是临床药师实施药学服务、参与临床药物治疗活动的理论基础。

第二节　药物治疗的基本原则

临床药物治疗的核心问题是合理用药,即按照安全、有效、经济、依从的原则选择和使用药品,并注意药物治疗的必要性、规范性和适当性,从而切实提高药物治疗水平。

一、药物治疗的必要性

药物治疗是临床上最常用、最基本的治疗手段,在疾病治疗中起着重要作用。对感染性疾病及多数内科系统疾病、姑息性医疗,药物治疗往往具备不可替代的作用。对于外科系统疾病,在选择手术等非药物治疗的同时,适当的药物治疗也是提高疗效或防止并发症的有效方法。

药物有严格的适应证,在针对适应证进行治疗时可能发生不良反应,对机体产生不利甚至有害的影响。因此,要根据疾病的轻重、药物疗效的优劣与不良反应的大小,并结合患者生理、心理状况等进行综合判断,权衡利弊,谨慎用药,使患者接受药物治疗的预期获益大于药物可能对机体造成的伤害,以充分体现药物治疗的必要性。在药物治疗中应充分尊重患者的知情同意权,对于有些需要患者承受较大治疗风险,必须征得患者或委托人知情同意并签署知情同意书。

二、药物治疗的安全性

安全用药是药物治疗的前提。药物在防治疾病的同时，可能对机体产生不利反应或改变病原体对药物的敏感性，从而造成机体器官功能和组织结构损害、病原体耐药、生理和精神依赖。考虑药物的安全性主要着眼于禁忌证和药物相互作用，关注特殊人群，如妊娠和哺乳期妇女、儿童、老年人、肝肾功能不全者及过敏体质者等，注意药物不良反应的发生。

影响药物安全性的因素包括：

1. 药物本身固有的药理学特性　药物具备两重性，在发挥治疗作用的同时，也可能产生不良反应。已上市药品应进行不良反应监测与上市后再评价。

2. 药品质量　关系到药物治疗安全性。因此，应加强药品研发、生产、流通及使用各环节的质量控制与监管，避免药品质量问题的发生。

3. 药物的不合理使用　不合理用药包括无适应证用药、药物剂量不适宜、疗程过长、突然停药、重复用药、联合用药不合理、出现配伍禁忌及长期用药过程中未能按要求及时监测重要脏器功能等。在临床药物治疗过程中，应权衡利弊，注意患者的病史、用药史、过敏史、生理与病理特征、药物相互作用等因素，尽可能使药物对患者的损害降至最低程度。

三、药物治疗的有效性

药物的药效学特征是药物治疗有效性的基础。药物效应的发挥主要是通过药物与靶点结合后引起机体生理、生化功能改变来实现的。要实现理想的药物治疗效果，必须综合考虑药物和患者机体两方面因素。

1. 药物因素　药物的结构、性质、剂型、制备工艺、剂量、给药途径、给药时机、给药频率、给药周期、联合用药方案及药物相互作用等均会影响药物治疗的有效性。应根据药物的药动学和药效学特点选择生物利用度高，能维持有效血药浓度的剂型和给药途径，尽量避免合用可能产生不良相互作用的药物，减少不良反应，以取得满意的治疗效果。

2. 患者机体因素　患者的性别、年龄、体重、生理、病理状态、精神状态、遗传因素和生物节律等均可对药物治疗效果产生影响。例如，乙醇在女性体内代谢较男性慢，因此女性更易发生酒精中毒；婴儿的血脑屏障较差，对吗啡特别敏感，容易导致呼吸抑制。

疾病的药物治疗不能简单地把疾病名称和药名对号入座，要通过临床药物治疗学的基本知识更好地了解治疗方案中每种药物的药理学特性、不良反应及常见药物相互作用等，将相关药物知识与每位患者的特定病情相结合，实施个体化药物治疗策略。在药物治疗方案实施过程中还应该结合临床实际与血药浓度监测结果，适当调整治疗方案，以达到最佳治疗目标。

四、药物治疗的经济性

药物治疗的经济性就是要以最低的成本实现最佳的治疗效果。治疗成本、医疗保险、患者的经济承受能力等是选择药物时必须考虑的问题。医务工作者应向患者提供真正需要的、适当的和患者能负担的药物。

控制医疗费用的快速增长已成为世界各国共同关注的难题。药物治疗的经济性强调建立合理的医疗卫生服务保障体系，控制药物需求的不合理增长。2016 年 1 月，国家发展和改革委员会宣布：中国将全面推进医疗服务价格改革，提高诊疗费，降低药费。

五、药物治疗的依从性

依从性（compliance）指患者遵从医嘱或治疗建议的程度，对药物治疗效应有很大影响。不依从可能造成机体对药物作用缺乏应有的反应，使疾病进一步发展，导致患者急诊和住院治疗的可能性增加，甚至引起患者死亡。因此，临床医师和临床药师应耐心向患者讲解治疗方案，并监测其依从性，从而保证药物治疗效果。

提高患者药物治疗的依从性的方法主要有：

1. 简化药物治疗方案　有些患者使用药品种较多，且用法大多是每天 3～4 次，患者难以按时用药，如果能简化药物治疗方案，如采用每天 1 次的长效制剂、缓释或控释制剂，将有利于提高患者的依从性。

2. 改进药品包装　药品包装上的标签应醒目、通俗、简单明了，必要时可附加标签以示补充，如"用药后禁酒""饭前 30 min 服用""4 ℃冷藏储存"等。

3. 加强用药教育与用药指导　药学门诊可设立用药咨询窗口或药物咨询室，由高年资药师或临床药师坐诊，并发放用药教育与用药指导相关材料，从多角度对患者进行合理用药指导，包括药物的作用、用途、用法、用量、用药时间、药物不良反应、药物相互作用、注意事项等，从而加深患者对正确使用药物的认识与理解，减少患者因用药不依从造成的治疗失败。

六、药物治疗的规范性

药物治疗的规范性是保证合理用药的基础，是疾病规范治疗的重要一环。专业学术团体或协会以最优的临床证据为基础，按照循证医学或循证药学理论，通过严格随机对照临床试验和系统评价（systematic review）对疾病的治疗方案加以验证和优化，形成系统、成熟、规范的临床诊治指南。应用这些指南对患者实施规范性的药物治疗方案，能减少药物治疗的随意性和不确定性，提高药物治疗的规范性，有助于提高医疗质量和患者满意度，因药物治疗不规范引起的医疗纠纷会明显下降，使临床药物治疗趋向科学、合理及经济。

影响药物治疗规范性的因素主要有：由于疾病的复杂性和多样性，许多疾病目前尚未制订指南；药物治疗的决策者不了解规范治疗的重要性，实施规范化治疗的意识薄弱；基层医疗机构缺乏必要的医疗资源，无法满足实施指南的基本要求。

七、药物治疗的适宜性

药物治疗的适宜性（appropriateness），也称适当性，是指药物治疗应根据用药对象的生理与疾病状况，选择最为适当的药物，使其药效学与药动学特点都能满足治疗的需要，剂量恰当准确、给药途径适宜，合并用药合理，可充分发挥药物的治疗作用，减少药物的不良反应，减轻给药不当给患者带来的痛苦，从而迅速有效地治愈疾病或缓解症状，控制疾病的发展，尽快恢复健康。

药物过度治疗（over-treatment）指超过疾病治疗需要而过度使用药物，且没有达到理想效果的治疗，包括超适应证用药、用药剂量过大、用药疗程过长、无病用药、轻症用重药等。药物过度治疗不仅延误病情、损害健康，而且加重患者经济负担，造成有限医疗资源的浪费。

药物治疗不足主要表现为用药剂量不够和疗程不足,达不到预期的治疗效果。引起治疗不足的原因主要有:患者对疾病认识不足、依从性差、未能按剂量用药或坚持服药;患者收入低,又没有相应的医疗保障,导致无力支付而终止治疗;治疗方案不当等。

第三节　药物治疗的临床思维

临床思维(clinical thinking)是医务人员在疾病的诊治过程中,利用所获得的有关疾病的感性资料,如患者的临床症状、体征及各项检查指标,结合已有的理论知识和临床经验,分析、综合疾病的各个方面,并进行鉴别诊断,最后达到正确诊治疾病的理性思维过程。临床思维应贯穿于整个药物治疗过程,是临床药师药物治疗能力的体现,也是医疗质量的重要保证。

一、药物治疗应考虑的要素

(一)药物治疗的目标

针对不同疾病、不同病情及不同患者,药物治疗的目标是不同的。有些疾病药物治疗的目标可以是消除病因或祛除诱因,有些疾病只能是控制症状或者防治并发症。

1. 消除病因　针对病因明确的疾病,药物治疗目标应为消除病因。例如,流行型脑脊髓膜炎是由脑膜炎奈瑟菌感染导致,清除病原菌则是成功治疗疾病的目标。

2. 祛除诱因　很多疾病只有先消除诱因才能达到治愈。例如,心力衰竭患者发病前常有感染、心律失常等诱因,祛除诱因是控制疾病的前提。

3. 控制症状　针对病因不明确或目前尚无针对病因的有效药物的疾病,控制症状是药物治疗的主要目标。例如,感冒患者通过服用非甾体抗炎药控制头痛发热,使用麻黄碱类药物改善打喷嚏、流鼻涕、鼻塞等其他症状。

4. 治疗并发症　有些慢性病可出现严重的并发症,药物治疗的目标主要是治疗并发症。例如,高血压患者并发心力衰竭时应给予强心利尿治疗,并发脑出血时给予降颅压及止血治疗等。

(二)药物治疗的适应证、禁忌证

用药前先要考虑一下有无用药指征,再考虑有无禁忌证。例如,普通感冒一般无须使用抗菌药,若合并细菌感染才可使用抗菌药。若患者青霉素过敏,则选用阿莫西林就存在禁忌。

(三)非药物治疗措施及其安排

疾病治疗除了药物治疗还包括其他多种治疗方法,如手术治疗、介入治疗、放射治疗及心理治疗等。有些疾病常常需要在药物治疗的基础上联合其他非药物措施,该如何选择及合理安排这些非药物治疗方式应根据患者的具体情况而定。例如,糖尿病患者除应用药物降糖外,还应给予饮食治疗、体育锻炼等措施。

(四)预期结果及其步骤

预期结果是指在药物治疗前预期可能达到的效果。有些疾病能够痊愈,有些疾病能延缓进展,有些疾病只能控制症状。药物治疗前应先设定预期结果和能显示这些结果的客观指标,由于很多疾病的好转不能一步到位,就需要根据患者具体情况分步骤进行。例如,感染性休克治疗首先应是维持生命体征平稳,然后才是清除病原菌,控制感染,达到疾病治愈的预期结果。

(五)治疗矛盾和风险

药物治疗中常存在治疗矛盾和风险,治疗前对治疗中可能出现的矛盾或风险应当做到心中有数,并做好预案。例如,冠心病患者既往有胃溃疡病史,需使用阿司匹林抗凝但又有发生上消化道出血的风险,考虑阿司匹林可防止心脑血管意外发生,必须使用时,可联用质子泵抑制剂或胃黏膜保护剂预防消化道损伤。

二、药物治疗方案的设计

(一)药物的选择

1. 根据病情特点　病情特点涉及疾病的各个方面,如症状、分型、分期及并发症等。不同病情用药时需要关注的重点也是不同的。以慢性阻塞性肺疾病为例,常表现为慢性和进行性加重的呼吸困难,咳嗽和咳痰,根据症状特点应给予支气管舒张剂、激素、祛痰药等药物治疗。但慢性阻塞性肺疾病的不同分期及病情的不同严重程度,具体药物选择又有所不同,如稳定期患者应选择支气管舒张剂吸入制剂或者糖皮质激素加 β_2 受体激动剂复合吸入制剂,而严重的急性加重期患者,需同时给予糖皮质激素静脉滴注、短效支气管舒张剂雾化吸入及茶碱类药物。当并发慢性呼吸衰竭、自发性气胸及慢性肺源性心脏病等疾病时,还需给予相应的药物治疗。

2. 根据患者特点　尽管病情相同但患者不同,其药物治疗也应有所不同,即个体化用药。患者特点主要包括年龄、性别、病理生理、营养状态、精神因素及遗传因素等。

(1)年龄:婴幼儿肝脏和肾脏都尚未发育成熟,而老年人肝肾功能已有明显的减退,故宜选择肝肾毒性小的药物。例如,婴幼儿使用抗菌药时应首选 β-内酰胺类药物,而不宜选择肾毒性较大的氨基糖苷类药物。

(2)性别:性别差异可能对同一种药物治疗的反应不同,如女性慢性乙型肝炎患者使用干扰素治疗的疗效明显优于男性患者。

(3)病理生理:肝功能不全的患者由于肝微粒体酶活性下降,使药物代谢延迟而在体内蓄积,应尽量避免使用具备肝毒性的药物,如氯霉素、利福平、红霉素等;也不宜选用需在肝脏代谢后才能转化为活性代谢产物的前体药物,应直接选用活性代谢产物替代,如口服激素时应选用甲泼尼龙片而不是需要在肝脏代谢的泼尼松片。

(4)营养状态:其好坏是鉴定健康和疾病程度的重要指标之一。营养状态影响药物治疗方案的选择。例如,胃癌辅助化疗的患者治疗前需进行体力状态评分(ECOG),体力状态越好评分越低。一般营养状态好、评分低的患者可考虑三药联合化疗方案,而营养差、评分高的患者则只能选择两药联合化疗方案。

(5)精神因素:合并焦虑、抑郁及躁狂等精神异常表现的患者在药物的选择上不同于精神正常的患者。例如,精神正常的高血压患者可选择使用利血平降压治疗,但对于合并抑郁症,特别是合并有自杀倾向抑郁症的高血压患者,利血平是禁用的。此类患者只能选择钙通道阻滞剂、血管紧张素转换酶抑制剂等其他药物治疗。

(6)遗传因素:由于遗传变异,不同人种、不同人群及不同个体的基因存在差异,选择药物时需考虑遗传因素对药物治疗的影响。例如,葡萄糖-6-磷酸脱氢酶正常的患者可选用磺胺类药物抗感染治疗,而葡萄糖-6-磷酸脱氢酶先天缺乏的患者使用磺胺类药物后可出现溶血性贫血,故不宜选用。

3. 根据药物特点

(1)药效学:是药物选择时首要考虑的问题。例如,强心苷类药物可以改善心肌收缩、降低心脏前、后负荷,增加心排血量,故心力衰竭时应选择此类药物。茶碱类药物可使支气管扩张,故常作为治疗哮喘急性发作的首选药物。

(2)药动学:涉及药物在机体内的吸收、分布、代谢和排泄。药物选择时需结合药物的药动学特点,设计最适宜的给药方案。例如,林可霉素在骨组织中浓度高,故在骨关节感染时应选用此类药物。而在胆道系统感染时,则应选择经胆道排泄的药物,如头孢哌酮、头孢曲松等。

(3)药物相互作用:药物合并应用后可产生体外相互作用(配伍禁忌),体内药动学、药效学相互作用,并可表现为有益、不利和无关紧要的相互作用。临床药物联用时应充分判断是否存在这些药物相互作用。

(4)药物不良反应:使用药物之前必须了解药物的不良反应,根据患者具体情况选择药物,尽量规避或减少药物不良反应。例如,沙利度胺可导致胎儿畸形,故妊娠期妇女禁用。

(二)药物剂型和给药途径的选择

同一种药物可有多种剂型,应根据患者的具体情况选择,如美沙拉嗪有肠溶片、灌肠液、栓剂。溃疡性结肠炎全结肠型应选择肠溶片,左半结肠型应选灌肠液,直肠型则应选栓剂。

此外,同一种剂型的药品对于不同疾病、不同患者给药途径也可能不同。如万古霉常用于治疗耐甲氧西林金黄色葡萄球菌引起的肺部感染应为静脉给药,而治疗伪膜性肠炎则应口服给药。伪膜性肠炎是由难辨梭状芽孢杆菌感染导致的肠道病变,万古霉素口服后不吸收,直接进入肠道发挥强力的杀菌作用,而静脉给药则不能使肠道内的药物浓度达到有效杀菌浓度,导致治疗失败。

(三)给药剂量的选择

给药剂量应依据不同疾病进行选择。例如,注射用甲泼尼龙琥珀酸钠,用于类风湿关节炎急性发作的冲击剂量为 1 g/次,用于化疗前的止吐剂量为 250 mg/次,而对于急性脊髓损伤,则为 30 mg/(kg·次)。给药剂量还应根据不同患者进行选择,如儿童一般根据年龄或体重等进行剂量的选择。肾功能不全的患者则需根据肌酐清除率进行剂量的选择。

(四)给药间隔的选择

给药间隔与药动学参数,如半衰期、药物剂型和药理作用等有关,并受到机体吸收和排泄功能的影响。通常用等剂量间隔大致相等的时间给药或恒速给药,以维持稳态血浓度在有效浓度范围(治疗窗)内波动。例如,普通硝苯地平片因半衰期较短,需一日 3 次给药才能维持有效的血药浓度,其缓控释制剂每天仅需服用 1 次即可发挥平稳的降压效果。

(五)给药时间与疗程的选择

给药时间不同,疗效有较大的差异,有些甚至会出现药物不良反应。例如,糖尿病患者,门冬胰岛素应为餐前 15 min 给药以降低餐后血糖,若改为其他时间给药,可能会引起严重的低血糖;而阿卡波糖片应为随餐同服,通过减少肠道对糖分的吸收从而降低餐后血糖,若其他时间服用则不能发挥降低血糖的作用。

针对不同疾病、不同病情、不同的治疗目标,疗程选择也不同。如同为感染性疾病,抗结核短期化疗疗程为 6～9 个月,干扰素治疗丙型病毒性肝炎的疗程则为 48 周。

三、药学监护

（一）药学监护的要点

1. 安全性监护　安全性是药物治疗的前提。绝对安全是不可能的，理想的药物治疗应有最佳的效益/风险比。安全性监护应针对所用药物可能发生的不良反应，尤其是常见不良反应和严重不良反应，确定应当观察的指标、症状、体征和实验室检查，并定期复查。例如，应用华法林期间应询问患者有无瘀斑、紫癜、牙龈出血、鼻出血，定期检测凝血酶原时间（prothrombin time，PT）、国际标准化比值。如发现不良反应，应判断与药物治疗是否存在关联性，即用药与不良反应的出现有无合理的时间关系？是否符合该药已知不良反应的类型？停药或减药后该反应是否消失或减轻？既往用药有无同样反应，以及不良反应是否可用合并用药、病情进展或其他因素的影响来解释？

2. 有效性监护　有效性是药物治疗的首要目标，若治疗无效或疗效较差则需考虑调整治疗方案。有效性监护首先应确定药物治疗有效或者显效的标准，再判断该治疗方案的有效性，如高血压药物治疗有效的指标即为血压有无恢复正常。

3. 经济性监护　经济性是药学监护中的基本要素，就是要以最低的成本实现最好的治疗效果。开展经济性监护时，应寻求成本和效果的最佳平衡点。此外，患者的经济状况、医疗保险等也是必须考虑的问题。应向患者提供真正需要、适当的及患者能够负担的药物。

4. 依从性监护　依从性对患者的药物治疗成功与否具备重要意义，是药物治疗安全有效的保障。若患者依从性差，不按要求用药，则达不到预期的治疗效果，可能还会出现药物不良反应。药师在用药前对患者进行细致、准确的用药宣教，在用药后开展依从性监护是保证药物治疗效果的重要环节。临床药师应仔细分析患者依从性差的原因，及时纠正不当的给药方式，或优化药物治疗方案，尽量方便患者实施。

（二）执行情况的监测

治疗方案能否得到正确、及时的实施是药物治疗的重要方面，是多部门、多环节通力合作的过程。在护士执行医嘱的过程中，临床药师也应展开全程监测。例如，口服给药时，需了解护士是否进行了准确的用药交代。静脉给药时，监护内容则主要包括输液的配置、给药顺序、滴注速度等，临床药师发现问题后应及时纠正。

（三）治疗药物监测

治疗药物监测已成为临床药物治疗方案设计和个体化给药不可或缺的重要手段，对于实现临床合理用药有着重要的意义。例如，肾移植患者使用他克莫司时应定期进行治疗药物监测，通过治疗药物监测结果调整他克莫司用量，以期达到抗排异，避免不良反应的最终目的。

四、药物治疗疗效不佳的原因分析

当药物治疗效果不佳时，一定要通过临床讨论，分析原因。药物治疗疗效不佳有些是客观因素造成的，而有些是医务人员主观因素，如素质、能力等造成，更多的是混合性的，即主观和客观因素都存在，要仔细分析，区别对待。

1. 病情因素

（1）尚有未发现的病情，可能存在误诊漏诊情况。

(2)疾病尚无有效的治疗方法。

(3)病情复杂,合并多种疾病或并发症。

2.患者因素

(1)患者在药效学或药动学方面的个体差异。

(2)用药依从性差,如不按医嘱给药、随意停药等。

3.治疗方案

(1)药物选择不合理:如病毒感染给予抗菌药。

(2)剂型和给药途径不合理:如重症肺炎口服给药,婴幼儿哮喘使用干粉剂吸入。

(3)剂量不合理:如重症感染用小剂量抗菌药,而肾功能不全者未予减量。

(4)给药间隔不合理:给药间隔不符合病情特点,不符合药物的药效学、药动学特点,如长效的缓控释制剂一天多次给药。

(5)疗程不合理:疗程过短,如哮喘急性发作控制后停用全部药物,不应用药物长期预防,造成反复发作。

(6)药物联用不合理:如美罗培南与丙戊酸钠联用,可使丙戊酸钠血药浓度下降,致癫痫发作。

4.治疗过程和方案执行情况

(1)没有联合其他非药物治疗的措施:如腹腔脓肿的治疗必须进行抗感染及充分的引流,若单纯给予抗感染治疗,未予引流,则会导致治疗失败。

(2)药物治疗方案执行的问题:如输液的顺序、速度及配置的时间等。

5.其他因素

(1)药品质量问题。

(2)药品运输、存储和管理出现问题。

(3)医疗保障体系和社会经济水平等不能满足患者的实际用药需求。

参考文献

[1]刘治军,韩红蕾.药物相互作用基础与临床 第 3 版[M].北京:人民卫生出版社,2019.

[2]杨婷婷,崔海.多种西药合用的不良反应分析促进西药临床合理用药[J].海峡药学,2018(11):235-236.

[3]张艳.现代临床实用药物学[M].长春:吉林科学技术出版社,2019.

[4]博新玲.妊娠期的药物应用[J].基层医学论坛,2019(1):121-133.

[5]李焕德.临床基本药物手册 第 2 版[M].长沙:湖南科学技术出版社,2018.

[6]刘宝枚.临床药理与药物治疗应用[M].北京:科学技术文献出版社,2018.

[7]习小月.孕期抗菌药物使用对妊娠期感染性疾病患者分娩结局的影响[J].医学理论与实践,2017(20):3063-3064.

[8]陈仁国.临床内科药物治疗学[M].长春:吉林科学技术出版社,2019.

[9]张素平,吴长智,鲁培,黄巧妹.哺乳期患者抗感染治疗及哺乳安全的病例分析[J].海峡药学,2018(3):256-258.

[10]尹述凡.药物原理概论[M].成都:四川大学出版社,2018.

[11]安霞.抗菌药物在儿科临床治疗中的合理应用分析[J].心理月刊,2019(16):171.

[12]郎丰山.实用药物应用与临床[M].天津:天津科学技术出版社,2018.

[13]刘霞,施长城.儿科住院不合理用药现状和危险因素分析[J].中国医院药学杂志,2019(21):2210-2215.

[14]李铭笙.实用临床诊疗与药学指南[M].长春:吉林科学技术出版社,2019.

[15]季晖.药理学[M].南京:东南大学出版社,2019.

[16]张建.第三代头孢菌素类抗菌药物药理作用及其临床合理用药的探讨[J].基层医学论坛,2019(22):3236-3237.

[17]柳文媛,宋沁馨,吴春勇.药物分析进展 第 2 版[M].南京:江苏科学技术出版社,2018.

[18]李懿君.多种西药合用不良反应分析及其西药临床合理用药的对策[J].世界最新医学信息文摘,2019(87):160+165.

[19]岳发瑞.药物咨询工作在药学服务中的作用[J].临床医药文献电子杂志,2018(70):170.

[20]刘平.精编药理学与临床药物治疗[M].长春:吉林科学技术出版社,2019.

[21]张秀峰.临床药物治疗的安全应用[M].北京:科学技术文献出版社,2018.